医師が信頼を寄せる栄養士の

糖質を味方にする ズルイ食べ方 BEST100

人生を守る「足し算食べ」

管理栄養士
足立香代子

WANI BOOKS

はじめに

あなたは食べたもので作られるは、もう古い！あなたは「吸収されたもの」で作られる。

みなさん、「ご飯（白米）」をどうやって食べていますか？

ダイエットしている人なら「ちょっと少なめに……」とか、「こんにゃく米」にしてみたり、はたまたズバッとカットして劇的減量を目指している人もいらっしゃるかもしれませんね。

近年の糖質制限ブームにより、「糖質＝太る」というイメージが付き、日本人のお米の摂取量は年々下がっているそうです。

でも、ご飯の量は意識せずに〝食べ方〟を変えるだけで、太りにくい体を作る方法もあるのです。実は、そこはあまり知られておりません。

食べたものは同じでも〝どう吸収されるか〟を念頭に置き、食材を組み合わせること。

それだけで、血糖値の上がり方には大きな違いがあることがわかったのです。

同じカロリー、同じ量を食べたとしても、一緒に食べる食材の組み合わせ次第で、体の中で起こる変化は変わってきます。

つまり、ポイントは〝吸収され方を基準で考えること〟なのです。

本書は、そんな管理栄養士だからこそわかる「得する食べ方のアレコレ」を、みなさんが取り入れやすい形でご紹介することを目的にスタートいたしました。

ご挨拶が遅れましたが、私、足立香代子は、私は長いこと病院に務めて、管理栄養士として多くの患者さんに栄養指導して参りました。

一般的な「塩がいけないからやめましょう」「お菓子は太るからやめましょう」といった「食べ物を引き算する方法」ではなく、私は摂ってはいけないものと食べていいものを伝え、それらをやりくりする方法を教えてきたのです。

例えば糖尿病の人の食事は、カロリー制限が基盤になっているために、一般的にはサラダに使われているのはノンオイルドレッシングです。しかし、オイルがあるほうが血糖値の上昇を抑えられるし、腹持ちが良いので、ドカ食いを防げます。ダメなものを排除しただけで、健康に導くためのものをプラスしていないんです。ただ「引きっぱなし」。

これらの制限する方法によって、確かに成果は出ています。多くの管理栄養士も同じように指導をしてきたことでしょう。

しかし、この方法は「何かがいけない」ということが多過ぎ、食べる物がなくなる、我慢ばかりになって続かない、ドカ食いをするなどの弊害が出ているのではないかと考えました。

そこで、私が皆様に知っていただきたいのが、**〝吸収のされ方〟に着眼した食べ方、「足し算食べ」&「後食べ」という方法です。**

これまで欠点があると思われていた食べ物も、足し算食べと後食べをすることで、栄養の摂れるしっかりした食事に変えることができるのです。

そんな食べ方の抜け道を、本書では「ズルイ食べ方」として100項目あげさせていただきました。

第1章では、足し算食べと後食べの詳しい方法を解説しました。

第2章では、自宅で料理を作るときやコンビニなどで買い物をするとき、料理にプラスワンするだけのちょい足し「足し算食べ」を具体的にアドバイスします。なるべく手間がかからず、料理が苦手な人でもすぐにできるものを取り上げました。

第3章では、外食をするときに悩む、どっちを食べるほうがズルイ食べ方になるのか、という2択を解説しています。どちらかしか食べてはいけない、ということではありません。食べるときに注意したい「抜け道」も紹介していますので、併せて取り入れてください。

第4章では、私が普段実践している「ズルイ食べ方」の数々を紹介しています。食事のすべてを一気に変えるというのはとても難しいことです。まずはひとつからでも取り入れていっていただければと思っています。

「ズルイ食べ方」には、食べていけないものはありません。本書が、これからのみなさんの食事をさらに楽しいものへと導けますように。

足立香代子

CONTENTS

第2章
定番おかずに＋1　最強の「足し算食べ」

第1章

専門家にも講義している「足し算食べ」とは？

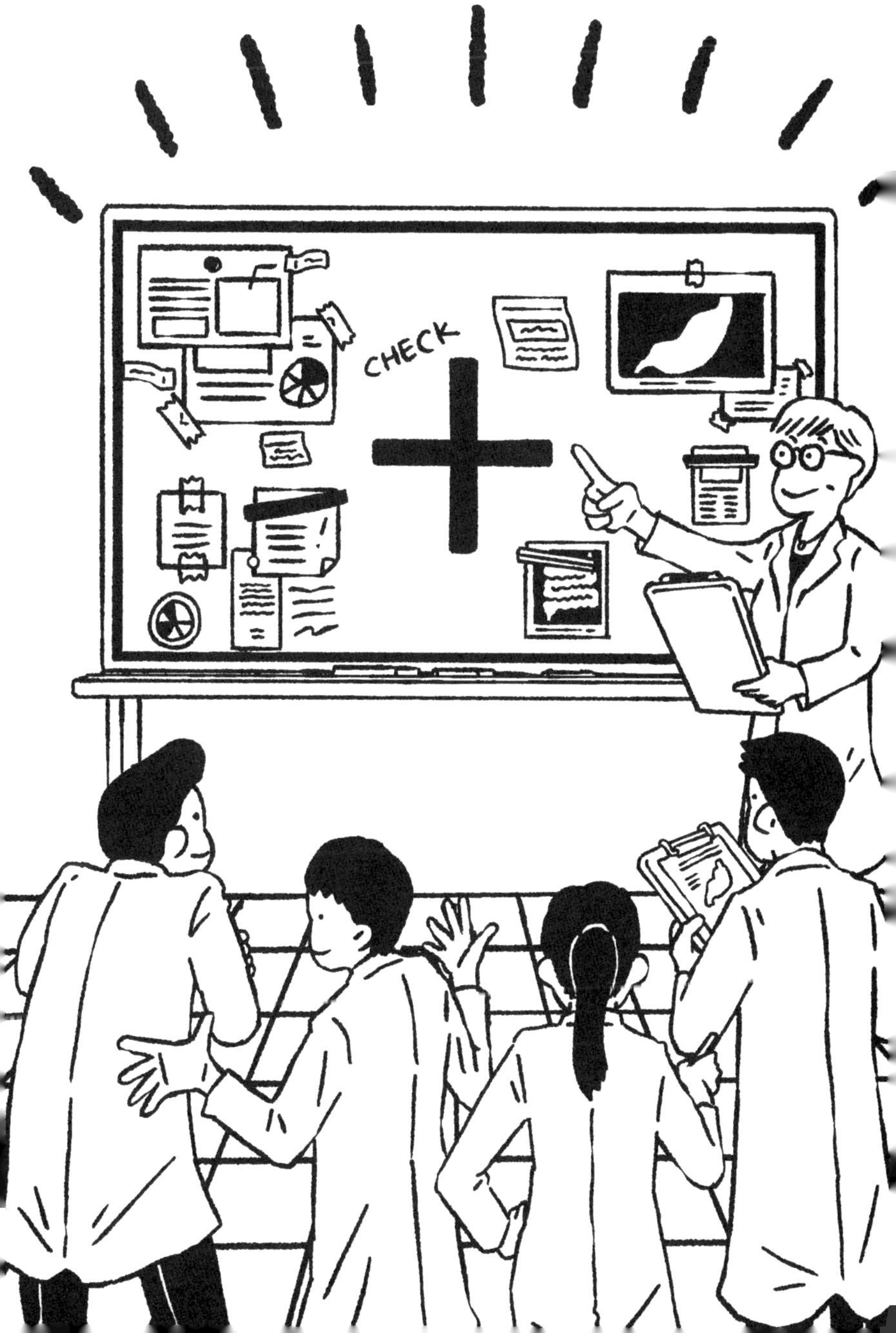
CHECK

001

カロリー制限、糖質制限を勧めてきた管理栄養士の大罪

私は管理栄養士として、病院に入院している患者さんを始め、多くの人に栄養指導をしてきました。管理栄養士の多くは、健康になるために、何をどのように食べたらいいか、やりくりをする方法を指導しています。

その際にベースとなっていたのは、「塩はいけないからやめましょう」「糖尿病だから太らないように果物を食べるのはやめましょう」といった、**いけないものを取り上げる「引き算」をするやり方でした。**

私自身、今まで「カロリー制限」や「糖質制限」を皆さんに勧めてきましたから、「引き算」の健康法を唱えてきました。しかし、私はこれを「管理栄養士の大罪である」と思っています。

特に一番の大罪は、「カロリー制限」です。

栄養素を摂ることを基準にするのではなく、カロリー管理を基準に考えたことで、あれ

はダメ、これはダメと「引き算」の考え方が浸透。そこに近年の糖質制限も加わり、糖質ダメ、果物ダメ、塩分ダメ、脂肪ダメ、コレステロールダメ……と、**食べ物の悪い点ばかりが取り上げられ、挙句、食べていいものがわからなくなってしまったと感じています。**

ダイエットにおける、カロリー制限や糖質制限を根っこから否定しているわけではありません。糖質制限は2年間は効果があるとされていますが、**6年後は続けられずにリバウンドしています。**また、脂肪制限ダイエットにおいては、2年後も6年後も効果がないといわれています。

では、どうしたらいいでしょうか。それが本書で紹介する**一生続けることを念頭に置いた「足し算食べ」です。**

ダイエット中も炭水化物を排除する必要はありません。本書では〝糖を味方にする〟ための「＋α」の食べ方を皆さんにお伝えしたいのです。

糖質は本当に避けるべき悪者なのでしょうか？　果物も血糖値を上げてしまうのでしょうか？　**こたえは、「そんなことはありません」。**

仲間の管理栄養士と実験を繰り返した結果、敵は別のところにいることがわかったのです。「糖質は敵」という考えは捨て、味方にする方法をこれからご紹介していきます。

002

糖質を敵にせず味方にする食べ方とは

極端に何かを「制限する」という食べ方は、栄養のバランスを崩すことにつながります。食事は毎日のことですから、極端な方法は長く続けることも難しいでしょう。では、糖質を制限するのではなく、味方にするにはどうしたらいいのでしょうか。

そもそも糖質は、身体にとって必要な栄養分です。体内に入った糖質は小腸からブドウ糖として吸収され、血管を通じてさまざまな臓器に栄養として行き渡ります。脳にはブドウ糖が必要ですし、筋肉にもブドウ糖は取り込まれます。そのなかで余った分が中性脂肪として蓄えられます。

食事をすれば膵臓《すいぞう》からインスリンが分泌され、血糖値が一定に保たれます。しかし、糖質を多く摂り過ぎると血糖値が一気に上がり、そのときに余分な糖が脂肪として蓄えられるのです。**血糖値の急上昇・急降下を抑えることが重要で、糖質そのものよりも、食べた後の血糖値が肥満や健康を脅かす敵だったのです。**

糖質が敵ではなく、食後の血糖値が敵。では、敵がハッキリしたら、対策を考えます。

ここで大切なのが、「あれはダメ」「これはダメ」といった引き算の方法を考えないことです。私たちの身体に必要な栄養素である、たんぱく質や糖質、脂質、各種ビタミン、各種ミネラル、食物繊維など。これらをバランス良く摂ることが、健康的な身体を作ることにつながります。

料理に使う食材の種類が少なくなってしまうのが「引き算食べ」のやり方。食材の種類が少ないということは、バランス良く栄養を摂ることが難しくなります。そして、我慢しない、無理しないことが、ストレスをためずに長く続けていくコツです。

バランスの良い食事を続けていくには、炭水化物をカットせずに、食後の血糖値の上昇をコントロールすればいいのです。糖質をすべてカットしなくても、食後の血糖値を抑えられる方法はあります。それが「足し算食べ」です。

特別なものは必要ありません。普段食べているものに、「ちょっとこれを足してみる」というのが足し算食べの方法です。

003

日本人の40歳以上5人に1人が食後高血糖

あなたは自分の血糖値をご存知ですか？　食後高血糖とは、食事を摂った後の血糖値が高くなり過ぎ、正常範囲に戻るのに時間がかかることをいいます。

40歳以上の5人に1人が食後高血糖であるといわれ、特に空腹時の血糖値が正常にもかかわらず、食後血糖値が高い状態を「隠れ食後高血糖」と呼びます。

正常な人の血糖値のグラフと見比べてみましょう。食後高血糖の人は、通常の血糖値には問題がありませんから、スタートの位置は同じくらいになります。しかし、食事の後の血糖値が140mg／dLを上回ります。この状態を放置すると、動脈硬化など死に至りかねない合併症やアルツハイマーを引き起こす可能性が高くなるのです。

カロリーにだけ注目し、摂取エネルギーを抑えるという食事では、血糖値の急上昇は抑えられません。カロリーは適正、でも、血糖値が急上昇しやすい食事・食べ方になっているといえるのです。

食後高血糖とは

食後の血糖値が140mg/dLを上回ることを「食後高血糖」という。インスリンの効きが悪くなったり、インスリンの分泌量が低下するとなりやすくなる。

通常の血糖値が同じくらいであっても、食後高血糖の人は正常な人に比べて急激に血糖値が上昇し、急激に下降する。

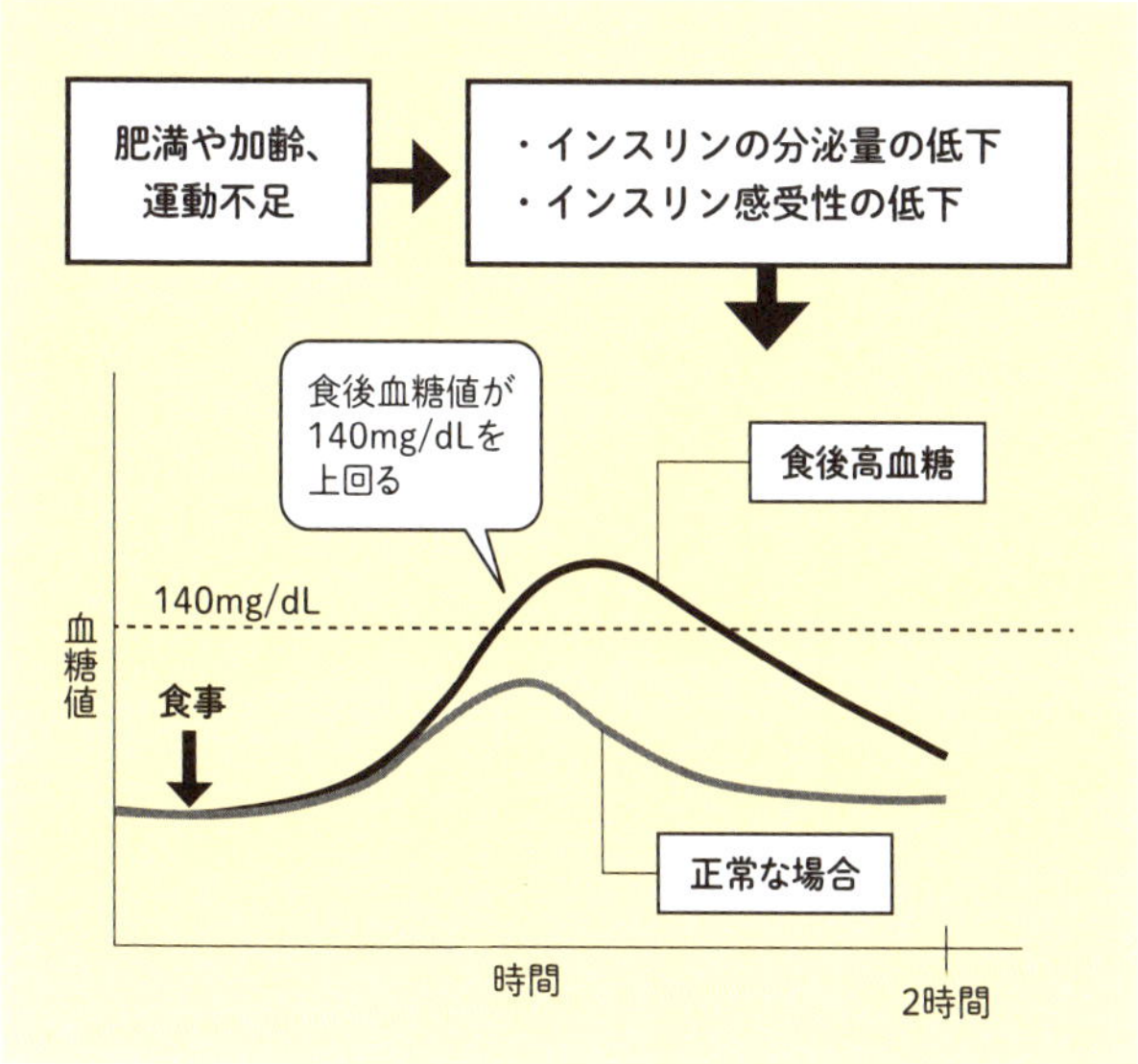

004

定期健診では発見できない食後高血糖の落とし穴

定期健診の血液検査では、糖尿病などでない限り、「問題なし」といわれた人が多いでしょう。検査数値を見ても、異常はわかりません。

通常の定期健診などで行われている血液検査では、「前日の20時以降は食事をしないように」といわれ、空腹の状態で数値を測っています。わかるのは、空腹時の血糖値とヘモグロビンA1Cの値。この健診では糖尿病かどうかが判定されます。

空腹時の血糖値なので、食後にどのような血糖値の動きをするのかはわかりません。「隠れ食後高血糖」を見つけるためには、食事前と食後の血糖値が必要です。しかし、このような数値を見つける健診はどこの病院も行っていないでしょう。

ですから、知らないうちに食後高血糖になる食事を続けている人がほとんどなのです。管理栄養士のなかにも、食後高血糖の人はいます。通常の定期健診ではわからないから、「食後高血糖」はやっかいな問題であるともいえるのです。

正常型に含まれる「隠れ食後高血糖」

現在糖尿病になっていなくても、食後の血糖値が高い「隠れ食後高血糖」の人は、そのままの生活習慣を続けると、糖尿病に進行する可能性がある。空腹時の血糖値が110mg/dL未満であっても、食後の血糖値によっては糖尿病予備軍ともいえる。

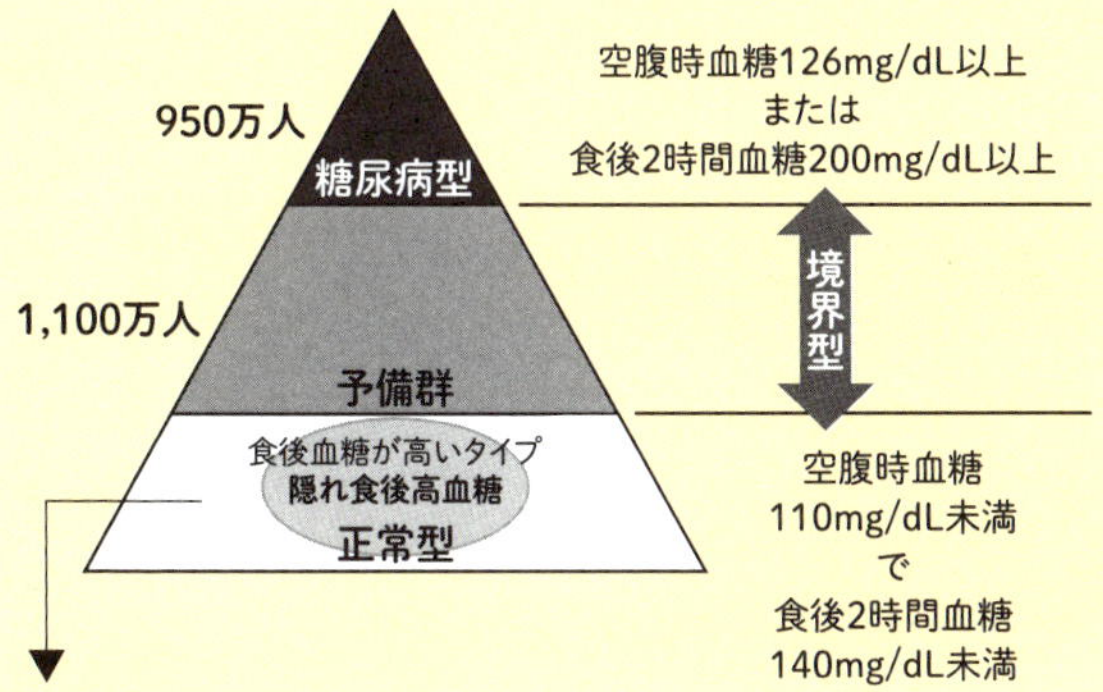

こんな症状、ありませんか？
- 食後に強い眠気
- 疲れやすい
- 口がよく渇く

※ 2012年国民健康栄養調査より

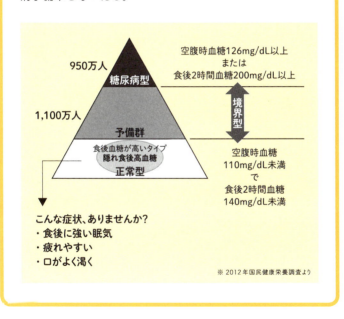

005

「食後高血糖」は認知症・心筋梗塞のリスクを高める！

糖尿病自体は、痛くなったり、苦しくなったりする病気ではありません。そのため、知らないまま放置していると、動脈硬化などの命にかかわる合併症を引き起こす可能性が高くなります。失明や腎不全、壊疽《えそ》といった三大合併症や、心筋梗塞や脳梗塞などの血管系の病気が現れます。

また、食後高血糖は、心筋梗塞などの心疾患による死亡リスクが

食後高血糖と病気のリスク

食後高血糖では、心筋梗塞などの心血管疾患による死亡リスクが高まる。空腹時は境界型も糖尿病型もリスクに差はないが、食後2時間の血糖値を見ると、境界型もリスクが上昇する。

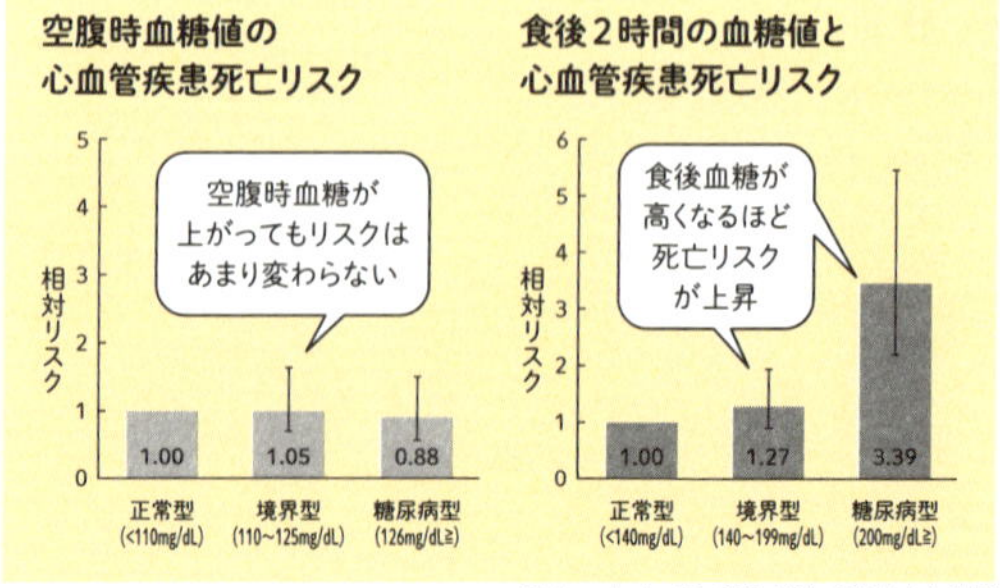

Diabetologia 47: 385-394, 2004より作図

高まるということも重要です。

空腹時の血糖値だけを見ると、正常型の人も糖尿病型の人もリスクはあまり変わりません。しかし、食後高血糖で比較してみると、正常型の人に比べて、糖尿病の人のリスクはぐっと上がるのです。

さらに、現代の問題であるアルツハイマー型認知症。こちらも空腹時の血糖値を比べても差はありませんが、食後高血糖の人の発症リスクは高まることがわかっています。

食後高血糖は、現代人の抱える健康問題に大きく関わっているといえます。ですから、食後高血糖をコントロールすることが、健康につながるのです。

食後高血糖は、アルツハイマーの発症リスクにも影響を及ぼす。空腹時血糖はやや高めの境界型もあまりリスクは変わらない。しかし、食後２時間は食後高血糖の人のリスクは上昇する。

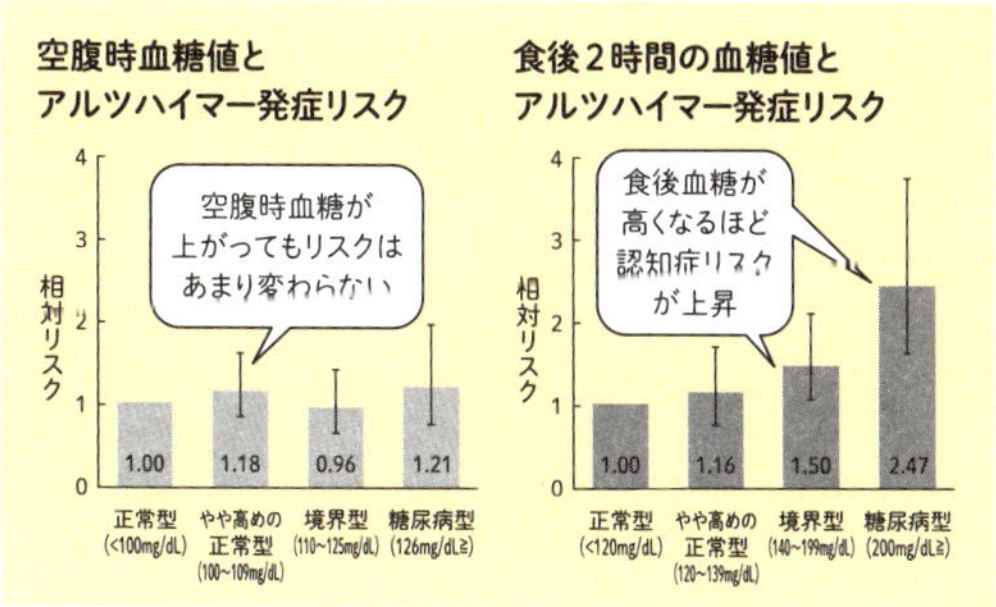

Neurology 77: 1126-1134, 2011 より作図

006

「足し算食べ」こそが人生を守る

これまでのダイエット法・健康法でよくいわれてきたのが「カロリー制限」です。「朝食と昼食は○カロリーになったから、夕食は食べるのやめよう！」。こんなことをやっている女性が多くいました。しかし、これまでお話ししてきたように、カロリー制限では栄養のバランスが崩れます。

また、「糖質制限」はご飯やパンはもちろん、じゃがいもやにんじんなどの糖質を含む野菜まで厳しく制限されている方法です。「プチ断食ダイエット」や「朝食抜きダイエット」「りんごダイエット」などもありましたね。

果たしてその生活、一生続けられるのでしょうか？

食事量の制限は長続きさせることが難しく、途中でギブアップしてしまうことが多くあります。そして反動で食べて、かえってリバウンドになることもあります。

これらに共通しているのが「引き算食べ」です。一方、私が専門家に対して講義をして

いるのが「足し算食べ」です。

「足し算食べ」では、「あれはダメ、これを食べなさい」といったことはありません。普段皆さんが食べているものを否定するのではなく、「それを食べるなら、これを足してみたら？」という食事にプラスしていく方法です。

たとえば、そばやおにぎりなどの糖質単体の食事。一見、血糖値の急上昇が考えられそうですが、その後に運動をするのであれば適切な糖質量になります。運動をしないときは制限ではなく、たんぱく質や油、緑黄色野菜を追加し、油と上手く付き合っていくことが重要です。

足し算することで多少のカロリーオーバーになっても、血糖値のコントロールができ、腹持ちが良くなるので、結果的に健康になり、やせることができるのです。

ただし、カロリーを摂ってもいいんだ！　と足し算し過ぎてしまい、適量より食べ過ぎては、どんな方法でも太ってしまうので注意しましょう。

「足し算食べ」こそが、リバウンドにもならない究極・簡単なダイエット術であり、私たちの健康な身体を作るのです。

007

食べるならどっち？

チャーハン

or

白飯

⇩

A.チャーハン

ここがズルい

ここでクイズ！　血糖値が上がらないのはどっち？
足し算食べで、糖質制限は必要ない

白飯は糖質です。つまり「速やかにエネルギー源」になるので、血糖値を急上昇させる食べ物です。

「ご飯が食べたいけれど、我慢しなければいけないのか……」

これが通常の「引き算食べ」。しかし、「足し算食べ」は違います。白飯に足し算をするのです。そこで登場するのが油。オリーブオイルやエゴマ油などの不飽和脂肪酸を多く含むものを使います。

油を使ってご飯をコーティングし、チャーハンにします。ご飯が油をまとうと、消化吸収のスピードが緩やかになり、糖質による血糖値の急上昇を抑えることができるのです。さらに、卵やハム、野菜も入れると栄養バランスも良いですね。

ここで注意が必要です。白飯が好きだけど、チャーハンにしなければいけないのか、ということではありません。油でコーティングするのは足し算の一例。たとえば、白飯と一緒に食べるおかずに油を使うことで足し算をすることも可能です。

足し算食べのコツ！

炭水化物には油を足すと食後血糖が上がりにくい

008

ズルイ食べ方のルール①
炭水化物は油と一緒に摂る

糖質だけを摂取するよりも、糖質と油を一緒に摂取するほうが食後血糖値の上昇が緩やかになります。

下のグラフは、ご飯だけを食べたときと、ご飯をオリーブオイルで炒めて食べたときの血糖値の変化です。

また、油を摂ったらカロリーが増えてしまうのでは、という声がありますす。しかし、油を使うことで腹持ちが良くなり、次の食事をドカ食いせずに済み、つまみ食いも減るなど、結果的に太りにくくなるのです。

炭水化物と油の足し算食べ

糖質だけを摂取するのではなく、糖質を油と一緒に摂取すると、食後の血糖値の上昇が緩やかになる。食後30分では開きがあることがわかる。

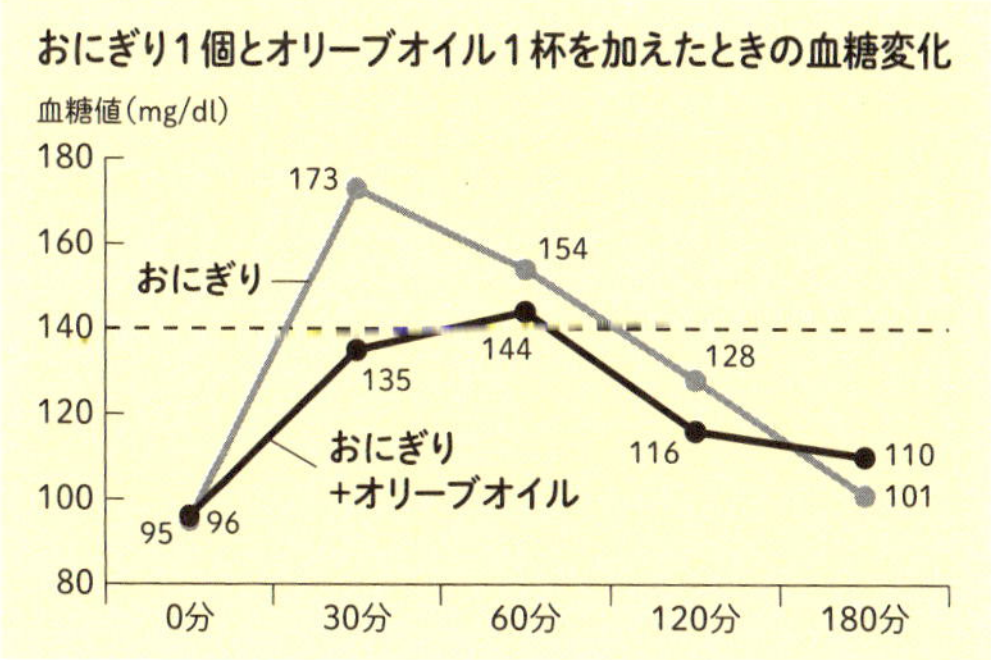

提供：足立香代子

足し算食べのコツ！

炭水化物には食物繊維を足すと食後血糖が上がりにくい

009

ズルイ食べ方のルール②
炭水化物には食物繊維を足し算する

次に炭水化物に足し算したいのが、食物繊維です。油と同様に、食物繊維を足すことでも食後の血糖値の上昇が緩やかになります。

たとえば、お昼ご飯にコンビニ弁当を食べる、ということはありませんか？

幕の内弁当などは半分はご飯、半分はおかず、といった構成になっています。通常のコンビニ弁当のようなものでは、食物繊維が豊富に含まれている、ということはないでしょう。

そこで、キウイフルーツなどの果物を足し算食べします。果物に含まれる果糖は低ＧＩなので、血糖値の上昇が低く、しかも食物繊維が豊富な食べ物です。

また、キノコ類も食物繊維が豊富で、糖質の吸収消化を緩やかにしてくれます。特にまいたけは、インスリンの働きを高めて血糖をコントロールする成分が含まれているので、足し算食べにオススメの食材です。

足し算食べのコツ！

ご飯は
おかずを3分の2
食べてから解禁

010 ズルイ食べ方のルール③ 先におかずを食べ始めて、途中からご飯を食べる

ズルイ食べ方で必ず覚えてほしいのが「炭水化物の後食べ」です。

普段、どのように食事をしていますか？　まずおかずを口に入れ、続いてご飯、お味噌汁、おかず……と交互に食べているのではないでしょうか。ご飯とおかずを交互に繰り返し食べる方法を「均等食べ・三角食べ」といいます。

一方の「炭水化物の後食べ」は、最初におかずを食べ、ご飯を後回しにします。すると、胃の出口が油を含んだおかずで阻まれ、炭水化物が身体に入るのに時間がかかり、血糖値の上昇が緩やかになるのです。

おいしく食べるには、まずおかずを3分の2ほど食べ、それからご飯を食べ始めます。まだおかずは残っていますから、白飯だけを食べ続けることにはなりません。

目安として、卓上タイマーを使うのがオススメです。食事時間を20分としたら、ご飯を食べ始めるのは15分から、とするとわかりやすいでしょう。

足し算食べのコツ!

オールインワン食は極力避ける

011

ズルイ食べ方のルール④
丼ものは後食べができない。ご飯とおかずに分ける

「炭水化物の後食べ」で気をつけたいのが、丼ものです。牛丼や親子丼などはご飯の上におかずが乗っているため、どうしても「後食べ」をするのが難しくなります。「ズルイ食べ方」では、これらを「後食べ」する工夫をします。

牛丼では上に乗ってしまっていますが、牛皿にすれば、ご飯と具が別々に出てきますから、「後食べ」が可能になります。ほかにも海鮮丼であれば、刺身定食などにすると良いですね。定食は「後食べ」がしやすいので、外食ではオススメです。

カレーやパスタ、ざるそばなどを選ぶなら、セットにサラダをつけたり、そばにかき揚げや天ぷらをつけるなどして、先に何かを食べられるような工夫をしましょう。

会席料理やコース料理は、ご飯や麺類といった炭水化物が最後に出されます。この順番が実はベスト。**外食のときにはご飯類だけでなく、砂糖を使った料理も「後食べ」しつつ、何を「足し算食べ」すれば良いのか、ということを意識して食事を摂るようにしましょう。**

012

実験！「足し算食べ」&「後食べ」をすると本当にやせられる？

「ズルイ食べ方」で覚えていただきたい「足し算食べ」と「炭水化物後食べ」のふたつの方法。これらを実践すると、どのように食後血糖値が変化するのか、仲間の管理栄養士とともに実験を行いました。

500キロカロリーに調整したコントロール食といわれる食事を均等食べにした場合と、後食べをした場合、低GIのキウイフルーツや野菜、キノコなどの食物繊維や油を足し算した場合で比較します。

実は、実験前にコントロール食を食べて食後血糖を調べたところ、糖尿病歴のない管理栄養士10人のうち5名が糖尿病に移行しやすい**「隠れ食後高血糖」**であることがわかりました。これまでの健診ではわからなかったことも、この実験で判明したのです。

健康的な食事を摂っているはずの管理栄養士でさえ50％いたということで、**日本には「隠れ食後高血糖」という人がかなり多くいると考えられるのです。**

「足し算食べ」と「後食べ」の実験

対象者

糖尿病歴のない女性・管理栄養士8名
（BMI25kg/m^{2}以下／30歳以上70歳未満／食後血糖が140mg/dL以上）

方法

次の4つのパターンに分ける
①コントロール食を均等食べする
②コントロール食を後食べし、キウイ1個を足す
③コントロール食を後食べし、キウイ1個とオリーブオイル15gを足す
④コントロール食を後食べし、キウイ1個とオリーブオイル15g、野菜やキノコなどの食物繊維7g以上を足す

ルール

・後食べは、食事開始15分後にご飯を食べ始める
・キウイは最後に食べる
・血糖値は空腹時が90〜110mg/dLを条件に、食後4時間まで30分ごとに測定
・食事時間は20〜30分

013

「足し算」するほどむしろやせやすい身体になった！

前ページの実験の結果が、左のグラフです。

①のコントロール食だけを均等食べした場合は、血糖値の立ち上がりが早く、ピークの値も大きくなり、炭水化物の「後食べ」の②③④の1時間後と比べると、かなりの開きがあることがわかるでしょう。血糖値が急上昇し、血糖スパイクといわれる状態になっています。

一方で、「足し算食べ」と「後食べ」をした場合は、血糖値ピークが1時間半後～2時間後くらいになっています。つまり、血糖値の上昇が緩やかになっている、ということです。

さらに、食物繊維を足すことで、下降の線もなだらかになっていることがわかります。この中で最も良い数値だったのが、④の油と食物繊維を足し算したものでした。つまり、油を含むことで全体のカロリーは高くなったとしても、後食べと油と食物繊維によって、食後の血糖値が急に上がらず、健康に適した食事になるということです。

「足し算食べ」と「後食べ」の血糖値の変化

以下は、4つのパターンの血糖値の変化を表したもの。

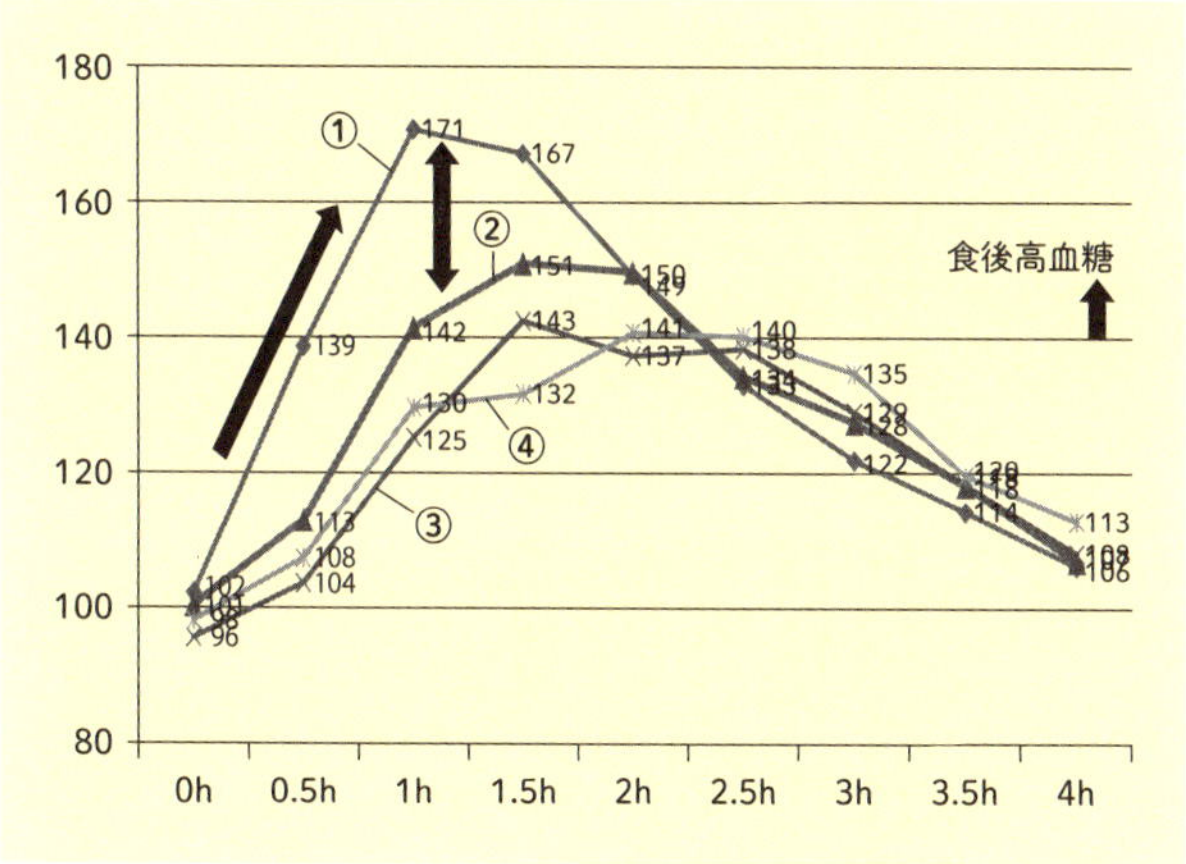

（提供：一般社団法人 臨床栄養実践協会）

① 食べた直後に血糖値が一気に上がっている。
② 血糖値の上がり具合が抑えられている。
③ ①に比べて、血糖値のピークが後ろに来ている。
④ 血糖値のピークがさらに後ろに来ている。

カロリー制限をした食事であっても、「均等食べ」をしていると血糖値が急上昇して、値が高くなる。「後食べ」にキウイやオリーブオイルなどを足した「足し算食べ」は食物繊維や油が影響し、ピークの値は低く、下降もなだらかになる。

014

フルーツの糖は血糖値を上昇させにくい優れた糖

先の実験では、「足し算食べ」にキウイフルーツを使いました。「フルーツは甘いから、血糖値も上がってしまうのでは?」と思われた方もいらっしゃるでしょう。しかし、「フルーツは太る」は間違いです。

フルーツの甘味は「果糖」が約60%です。果糖は、砂糖の成分であるショ糖に比べてGI値が低く、血糖値を上げにくい糖類であり、砂糖よりも甘味を感じさせやすい性質があるので、実際のカロリーは高くありません。

さらに果物は食物繊維が豊富なので、消化と吸収を助けてくれて、炭水化物を食べた後でも、食後の血糖値の上昇を緩やかにしてくれます。美容に良いビタミンや、塩分を身体の外へ排出してくれるカリウムも豊富です。

しかし、日本はフルーツの摂取量がかなり少なくなっています。これはとてももったいないこと。もっと、フルーツを食べていただきたいのです。

そのまま食べてもいいのですが、「足し算食べ」にも使えるとても便利な食材です。

糖の種類

分類	種類	構造
単糖類	ブドウ糖（グルコース）	炭水化物の最小単位 ＊単糖類と少糖類は水溶性、多糖類は不溶性
	果糖（フルクトース）	
	ガラクトース	
少糖類のうちの二糖類	ショ糖（スクロース）	ブドウ糖＋果糖
	麦芽糖（マルトース）	ブドウ糖＋ブドウ糖
	乳糖（ラクトース）	ブドウ糖＋ガラクトース
多糖類	でんぷん（スターチ）	アミロース、アミロペクチン
	デキストリン	でんぷんの分解生成物
	グリコーゲン	動物の貯蔵炭水化物

ショ糖と果糖の違い

	名前	甘味度
ショ糖	砂糖　スクロース	1.0
果糖	フルクトース	1.2～1.5

015

キウイフルーツの足し算食べこそズルイ食べ方

血糖値の変化の実験で使ったのはキウイフルーツでした。ズルイ食べ方にぴったりなのが、実はこのキウイフルーツなのです。

キウイフルーツはGI値が低く、食物繊維が豊富なので糖質がゆっくり吸収されます。血糖値の上昇を緩やかにしてくれるので、血糖スパイクも起きません。

100g中の食物繊維の量は、りんごやバナナと比べても圧倒的です。さらに、りんごの2倍以上含まれるカリウムは血圧を正常に保つ働きをします。そのほかにも、カルシウム、ビタミンC・B_1・B_2などの栄養素が豊富に含まれているズルイ食べ方ができるイチオシのフルーツです。

手のひらにおさまる小さな果物なので、1～2個は食べられるでしょう。

食後に簡単に足し算できるキウイフルーツで、血糖値対策をしながら、不足しがちな栄養素も補給できます。

キウイフルーツの栄養素充足率

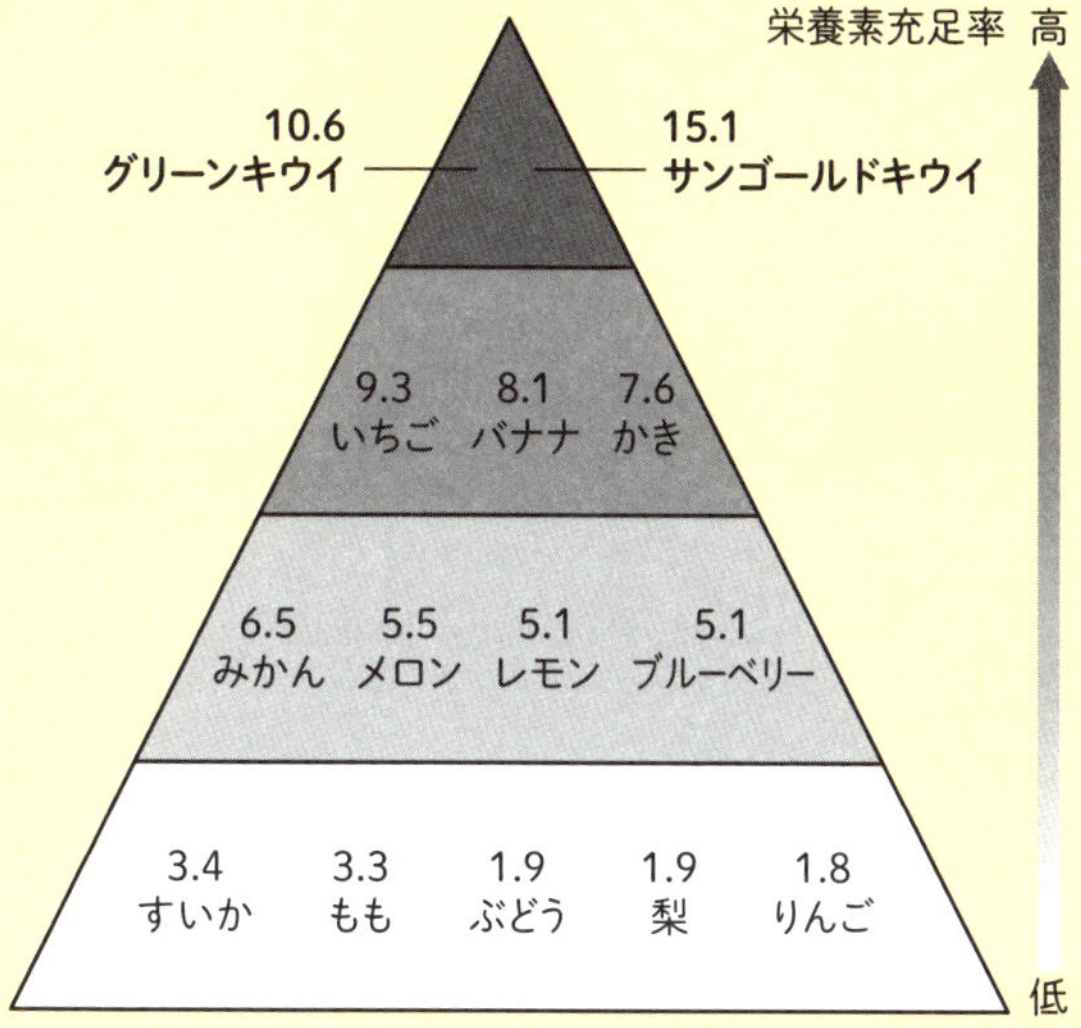

出典：ゼスプリ インターナショナル ジャパン株式会社

栄養素充足率とは、ビタミン類やミネラル類、その他の17種類の栄養素について、1日の必要量に対して可食部100gでどれだけ摂取できるのか（%）を算出し、その平均値を取ったもの。他のフルーツと比べて、キウイフルーツの栄養素充足率が高いことがわかる。

キウイフルーツに含まれる食物繊維とカリウムの量

キウイフルーツには食物繊維が豊富に含まれている。食物繊維は糖質の吸収をゆっくりにするので、血糖値の上昇が緩やかになる。また、カリウムも含まれている。

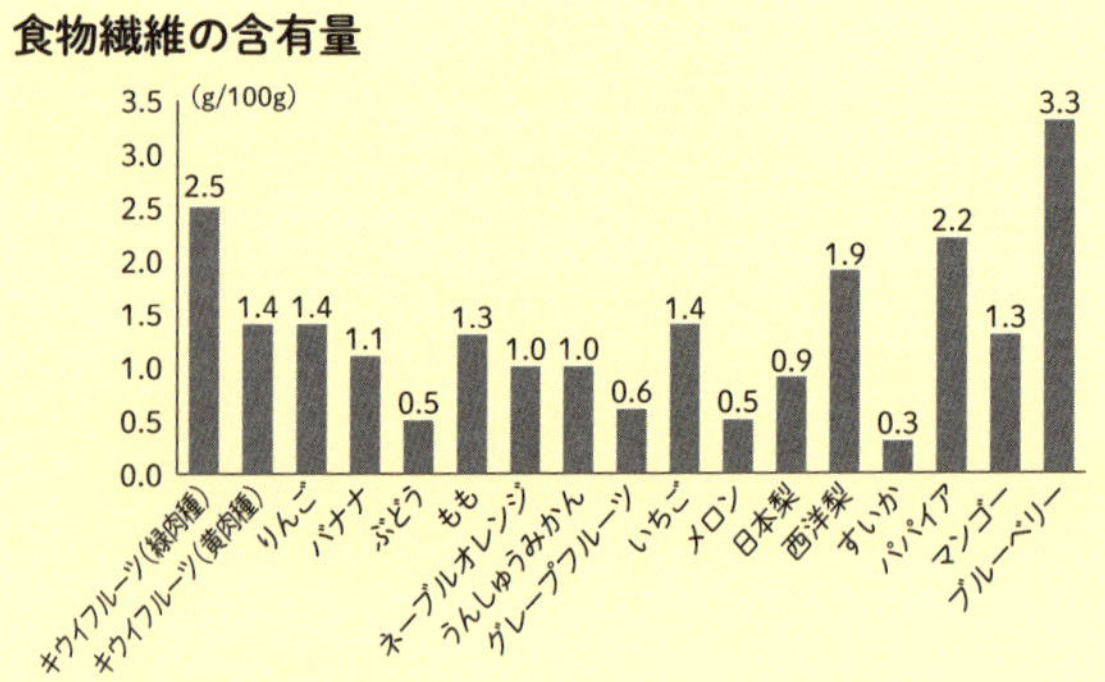

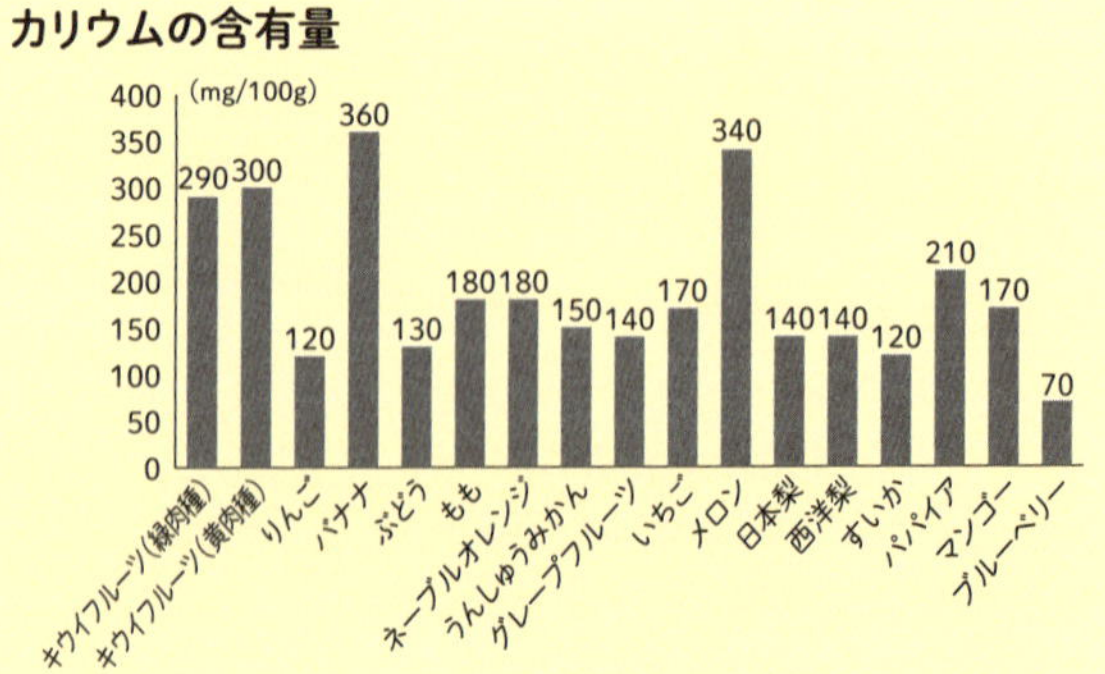

日本食品標準成分表 2015 年版（七訂）より作図

キウイフルーツに含まれるビタミンの量

キウイフルーツは生のまま、調理や水洗いをせずにまるごと食べられるため、ビタミンの損失がなく、効率良く摂取できる。ビタミンC、B_1、B_2が豊富に含まれており、1個で1日分のビタミンCの量を摂ることができる。

ビタミンCの含有量

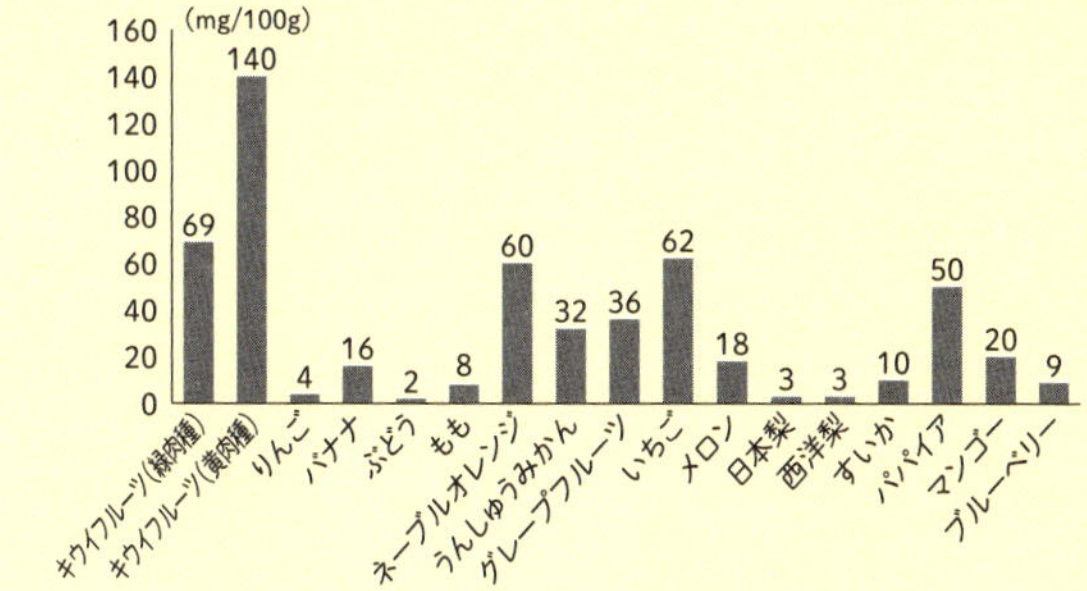

ビタミンB_2の含有量

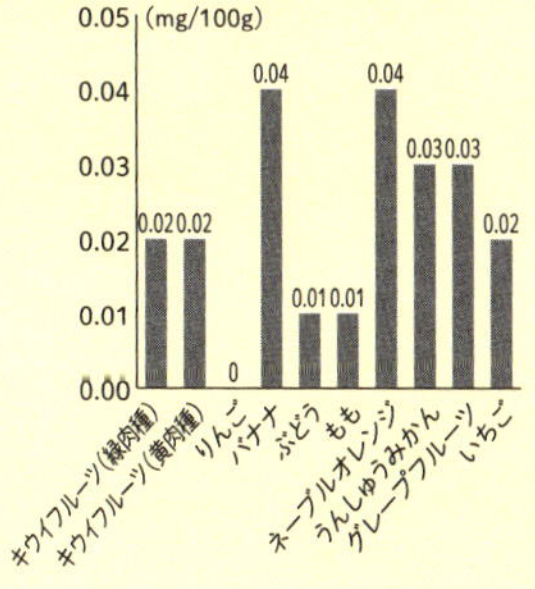

ビタミンB_1の含有量

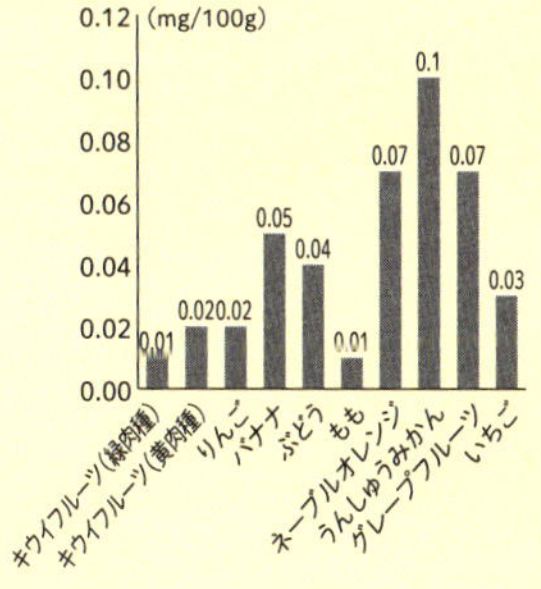

日本食品標準成分表2015年版（七訂）より作図

016 つまり「足し算食べ」とは△を○にしていく食べ方

これまでお話ししてきたように、カロリー制限や糖質制限などの「引き算食べ」は、「あれはダメ、これもダメ」と制限していくため、栄養バランスが悪くなりがちです。しかし、たんぱく質や糖質、脂質、各種ビタミン、各種ミネラル、食物繊維をバランス良く摂ることで、私たちの健康的な身体が作られるのです。

栄養素を円の周囲に配置して、それぞれの栄養素量がちゃんと摂れている場合に綺麗な円になるレーダーチャートグラフを考えてみましょう。

まずは引き算食べの食事をレーダーチャートに当てはめてみます。すると、たんぱく質の量が少なかったり、塩分を摂り過ぎていたりするなど、摂れている栄養素の量にバラつきが生じ、ギザギザの形になってしまいます。健康的な食事とは思えないですよね。

「足し算食べ」は、「○○が足りないから、あれを加えよう」「これを加えたらもっと円に近くなる！」という発想の食べ方です。足りないものを補っていくことで、ギザギザの鋭

角がなくなり、綺麗な円に近づくのです。

たとえば、ふろふき大根で考えてみます。

引き算食べの場合は、大根にかける練り味噌は塩分が高いのでやめましょう、となります。しかし練り味噌なしでは大根とダシ汁だけの合計になり、栄養素のレーダーチャートはギザギザになってしまいます。これを足し算食べで考えると、練り味噌の量を少し減らし、生姜や木の芽などを足します。または、生しいたけや昆布、こんにゃくなど、噛み応えの良い素材を足しても良いでしょう。

次に肉じゃがの場合を考えてみます。

最初から調味料で煮た肉じゃがは、調味料の塩分と糖分が染み込むので、塩分量・糖分量が多くなり過ぎます。そこで油の足し算をしましょう。最初に油でしっかり炒めてからダシ汁で煮ると、油で表面がコーティングされているので、具材にダシ汁が浸透し過ぎません。そして、レーダーチャートの塩分と糖分のでっぱりも減らすことができます。

△の料理を、「足し算」することで○に近づけることが「ズルイ食べ方」なのです。

第2章

定番おかずに＋1
最強の「足し算食べ」

十1

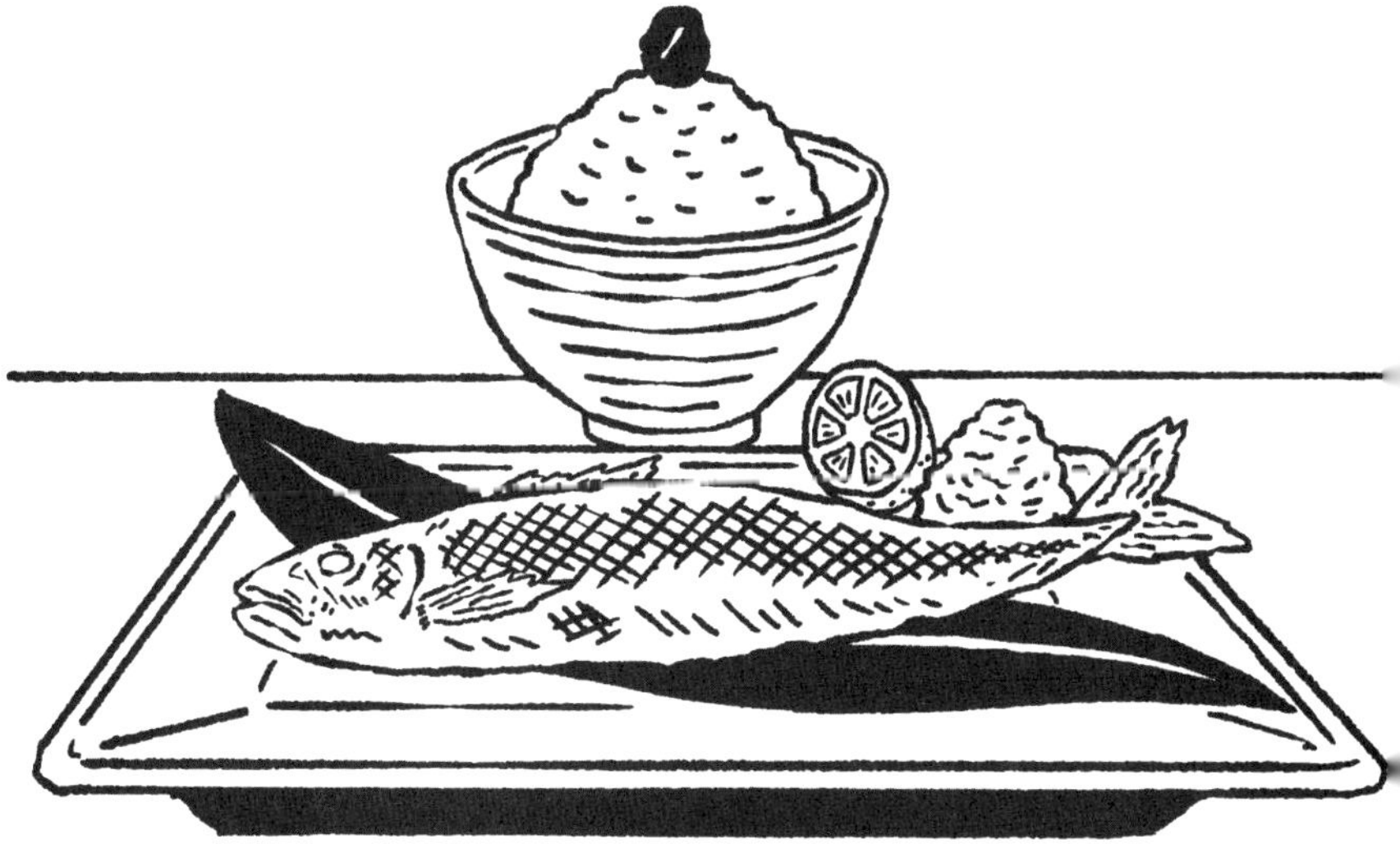

017

腹減りサイクルを止める、「足し算食べ」のコツ

「足し算食べ」の効果は、食後高血糖のコントロールだけではありません。さらに、毎日の食事に実践したいズルイ食べ方を紹介します。それは「腹持ち」です。

炭水化物はエネルギー源として身体に吸収されやすく、血糖値を急上昇させると同時に、急降下させます。実はこの急降下によって、すぐにお腹が空いてしまうのです。ですから、炭水化物には足し算をして、腹持ちの良い食事に変えていきましょう。

油と食物繊維をプラスすると、血糖値の上昇を緩やかにしますが、さらに油は消化吸収に時間がかかるため、食事をした後の腹持ちも良くなります。

腹持ちが良ければ、食後にすぐ空腹感を覚えて何かを食べたくなったり、次の食事がドカ食いになることを防げます。これが、ダイエットには重要なのです。

さらに、「足し算食べ」で使いたいテクニックが「噛み応え」の足し算です。

噛み応えがない食べ物は、流し込むように食べてしまいます。たとえば、お手軽なお湯を注ぐだけの春雨スープ。大きな具はないので、スープとして春雨をあまり噛まずに飲み込んでいるのではないでしょうか。

ここに足し算するのが、コンビニなどで売られているサラダチキンです。最近はほぐしてあるものも売っているので、そのまま入れるだけでとても簡単ですが、チキンが入ると、しっかりと噛んで食べることになり、これだけで腹持ちが良い食事になるのです。

サラダチキンのような、たんぱく質を上手に足し算できる食材を知っておくと便利です。肉や魚だけでなく、大豆製品、卵、乳製品も「足し算食べ」に向いている食材です。

たんぱく質は、筋肉や皮膚などの身体のすべてを作る栄養素です。筋肉はエネルギーを消費するので、たんぱく質不足で筋肉が減ると、食事から摂ったエネルギーが身体の中で余って、脂肪になってしまいます。健康的な身体を作るためにはたんぱく質は欠かせない栄養素のひとつです。

腹持ちの良い食事は、私たちのお腹も心も満たしてくれます。

次からは具体的な足し算食べの方法をご紹介します。

018

足し方のコツ！①

手間をかけずにたんぱく質を＋1する

足し算食べのコツ

忙しい毎日にぴったりな入れるだけ、乗せるだけの足し算食べ

お昼ご飯はお弁当ですか？　それとも、コンビニでおにぎりやサンドイッチなどを買ってきて食べていますか？　仕事が忙しくて食事の時間がなかなか取れなかったり、自炊をしていても今日は料理を作りたくない！　という日もあると思います。

そんなときに実践していただきたいのが、これから紹介する手間をかけない「足し算食べ」です。

コンビニで売っているカップスープや冷凍食品。**そのままでは栄養が△のものであっても、足し算して○に近づける食事にします。**足し算する食材はどれもすぐに手に入る身近なものばかりで、面倒な調理は必要ありません。どれも入れるだけ、乗せるだけ。

忙しいとき、やる気が出ないときこそ、食事はとても大切ですから、ズルイ食べ方を取り入れてみてください。

ちょい足しして、足りない栄養素を補ったり、腹持ちの良い食事に変えたりしていきましょう。

019

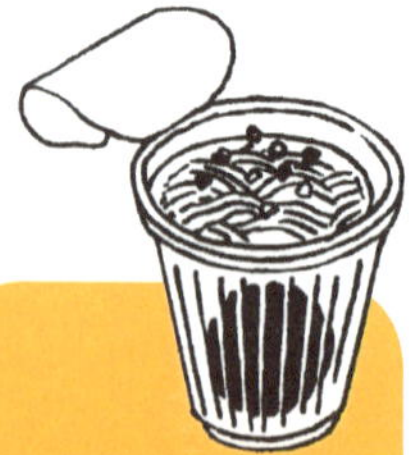

カップラーメンには ＋ ゆで卵・チーズを足す ＝

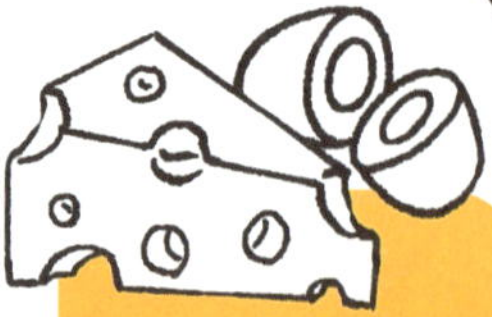

炭水化物後食べ

ここがズルい

たんぱく質が、カップ麺の悪しき「腹減りサイクル」を食い止める

家や会社にストックしてあるカップラーメンでササッと食事を済ませたいとき、ほんの少しの手間で身体を守る食事にシフトできる「食の応急処置」があります。

それは……**チーズや卵などのたんぱく質を足すこと。**

カップラーメンは、ほとんどが炭水化物＝糖質でできています。糖質は、食べた後に体内で血糖値を急上昇させます。そして速やかに全身へ血糖が配られた後、血糖値は急降下します。つまり、速やかに満腹感は得られるのですが、空腹感も早くやってくるのです。**カップラーメンの一番恐ろしいところは、次の食事のドカ食いや、間食を止まらなくしやすいところなのです。**

この「悪しき腹減りサイクル」を食い止めるのが、たんぱく質であるチーズや卵。ラーメンにお湯を注いだ後、ゆで卵とピザ用チーズをたっぷり投入するだけで、たんぱく質と脂質が補われ、血糖値の上昇スピードは緩やかに。かつ値が高くなり過ぎず、下降も緩やかな曲線を描いてくれるのです。同じく、チーズや卵を先に食べ、「炭水化物の後食べ」は大事なルールです。

020

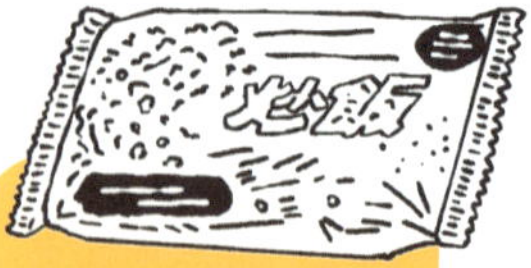

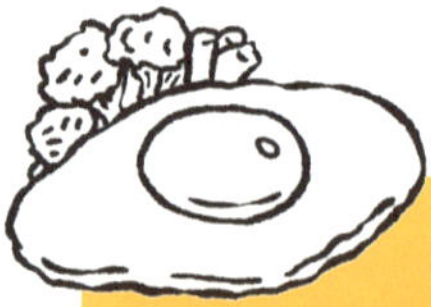

冷凍チャーハンには

目玉焼きを足す

炭水化物
後食べ

ここがズルい

炭水化物には食物繊維をプラス！
冷凍食品も「足し算食べ」に変身させる

冷凍庫に保存しておくと便利なのが冷凍チャーハン。

冷凍チャーハンは五目や海鮮が入っているものもありますが、ほんの少量。ほとんどが炭水化物です。こんな炭水化物にオススメのちょい足しがたんぱく質の卵です。油をひいたフライパンで目玉焼きを作って上に乗せます。たんぱく質とともに油も摂れるのです。

中華料理のチャーハンは油をたっぷり使っているイメージがあり、なんとなく「ダイエットの敵」と思っている方も多いのではないでしょうか。チャーハンより白いご飯のほうがヘルシーに違いないと思われがちですが、実はチャーハンは**油でコーティングされるうえに刻んだ野菜やハムなども加わっているので、腹持ちも良く、栄養バランスも良い料理**です。

ただし、チャーハンはご飯と具材が混ざっているので、**炭水化物の「後食べ」がしにくく、均等食べになってしまいます。**ですから、上に乗った目玉焼きから先に食べる、サラダを買ってきてオリーブオイルをかけて先に食べるなどの工夫をすると良いでしょう。

021

粉末スープには

＋

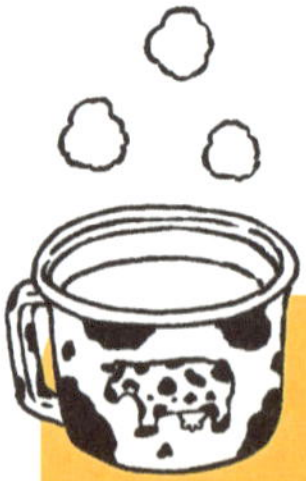

ホットミルクを足す

＝

ここがズルい

お湯ではなく温めた牛乳を注いで濃厚でまろやかなスープに変える

粉末をお湯で溶かすスープ、いろいろな種類がありますね。コンビニランチのとき、ちょっと温かいものが欲しいな、というときにもとても便利です。ただしこの粉末スープ、そのままでは栄養価の高いもの、とはいえません。では、どのようにズルイ食べ方をすればいいのでしょうか？

それが、温めた牛乳を使う方法です。 たんぱく質と乳脂肪で腹持ちが良くなり、カルシウムの補給になります。お湯を牛乳に替えるだけなのでちょい足しのなかでもかなりお手軽な方法です。

お湯を注ぐとなんだか薄い感じがして、味がぼやける、と思ったことがある人もいるでしょう。**温めた牛乳で溶かすと、コクが増してとてもおいしいスープになります。**

牛乳を使うときは、鍋や電子レンジで温めた、熱々のものを使います。温かいくらいだとダマになりやすくなります。また、粉を先にカップに入れてから牛乳を注ぐという順番も、ダマになりにくい方法です。

022

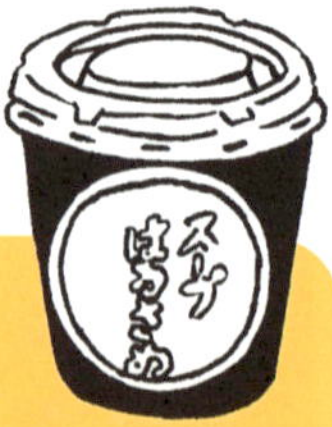

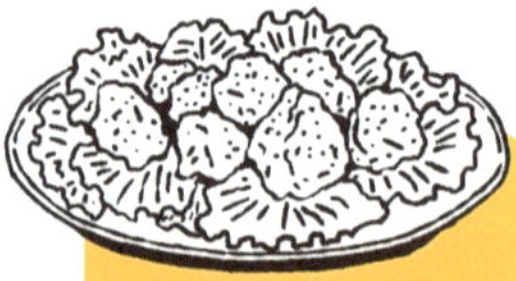

春雨スープには
＋
鶏のから揚げを足す
＝

炭水化物後食べ

ここがズルい

腹持ちの良くない春雨スープには鶏肉を足してお腹大満足スープにする！

コンビニなどで売られているカップスープ。「カロリーオフ」「塩分カット」「野菜たっぷり」などの魅力的な言葉が並びます。特に女性に人気なのが「ヘルシーでダイエットにピッタリ！」という理由の「春雨スープ」です。

しかし、私の考えでは決してダイエット向きではありません。確かに春雨スープは低カロリーですが、春雨の正体はでんぷん。消化吸収が早いので、腹持ちはあまり良くないのです。それに、カロリーだけを気にしていたら、引き算食べになってしまいますね。

そこで、春雨スープに足し算するのが、同じように**コンビニのカウンターで売られている鶏のから揚げです。**適当に食べやすい大きさにして入れるだけ。忙しいときにもすぐにちょい足しできます。

ポタージュスープやミネストローネには野菜が入っていますから、**チキンでたんぱく質もしっかり摂れて、お腹いっぱいになり、さらに腹持ちの良い食事**になるのでオススメです。

023 サラダチキンやチーズ、卵でミネストローネを食べるスープに！

ミネストローネは、トマトベースにいろんな刻み野菜が入った具だくさんのスープ。野菜はたっぷり摂れますが、たんぱく質が不足しています。

ですから、**スープにたんぱく質を足し算したり、たんぱく質がメインの主菜やご飯を組み合わせたりすると、バランスの良い献立ができあがります。**

ミネストローネの野菜はやわらかく煮込まれているので、噛み応えのあるチキンを足してみましょう。ゆっくり食べられて腹持ちも良く、たんぱく質もビタミンも食物繊維も補給できるパーフェクトな料理に早変わりです。

特にお手軽なのが、コンビニで売っている「サラダチキン」や「鶏のから揚げ」。さらに、チーズや卵、ツナ缶を入れてもいいですね。

スープというと、つけ合わせの汁物、というイメージがあると思いますが、**「足し算食べ」では、噛み応えのある「食べるスープ」を作りましょう。**

お腹がいっぱいになる
食べるスープの作り方

サラダチキンをほぐして、適当な量をミネストローネの中に入れます。この商品にはもともと味がついていますので、スープの味を薄めることなく、おいしくいただけます。これで、不足していたたんぱく質もバッチリです。鶏肉を買ってきて、切って焼いて……と調理して加えるのは面倒ですが、これならあっという間にできて、便利ですね。

さらに、ピザ用チーズや卵を入れても。たんぱく質が摂れ、味も深みが増します。

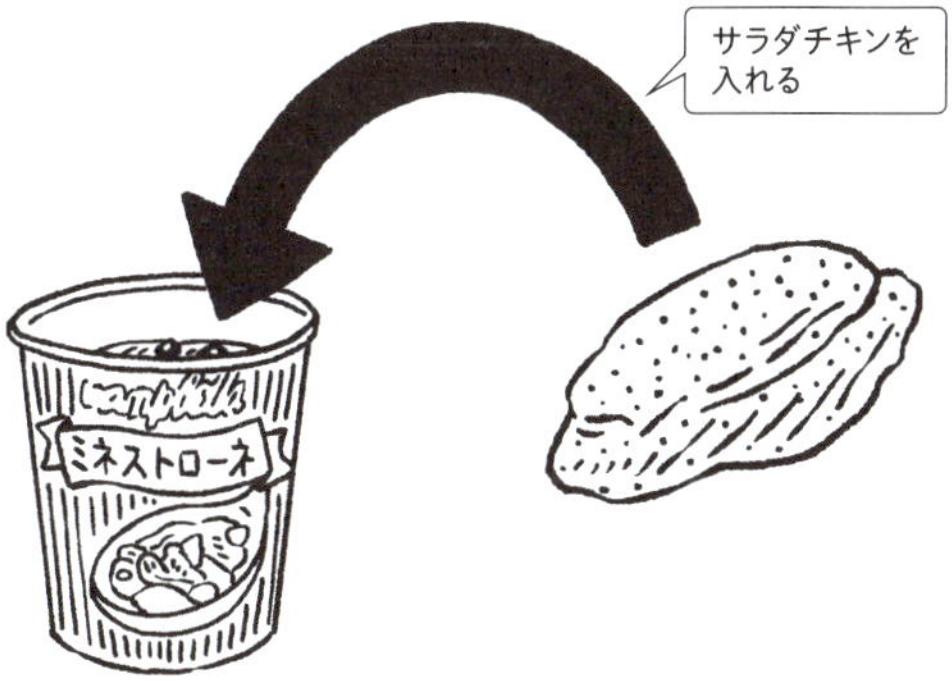

ミネストローネはいろんな刻み野菜がたっぷりの具だくさんスープ。ヘルシーだけど、たんぱく質が足りません。サラダチキンはコンビニの人気商品。「飲むスープ」から「食べるスープ」にイメージを変えてみてください。

024

足し方のコツ！②

＋1を先に「足し算食べ」する

足し算食べのコツ

炭水化物を食べる前に足し算食べをして血糖値コントロール

ご飯などの炭水化物を食べるときに実践していただきたいのが「炭水化物の後食べ」です。第1章では、おかずを3分の2食べてから炭水化物を食べ始めるとお話ししました。しかし、パスタやコンビニ弁当、ラーメンなど、炭水化物がメインの食事は、この法則が難しいことになります。

そんなときには、「炭水化物が後食べ」になるように、別の食材を「先食べ」します。「先食べ」したいのは、たんぱく質や食物繊維、脂質など、別の栄養素が摂れる食材です。これらを食べてから、炭水化物の食事を摂ります。これで「炭水化物の後食べ」になるので、食後の血糖値の上昇を緩やかにすることができます。

レストランなどで外食する場合も、カレーの前にオリーブオイルをしっかりかけたサラダを食べる、パスタの前に前菜でマリネを食べる、そばの前に天ぷらを食べる、寿司の前に刺身を食べるなど、メインの炭水化物が後に来るような注文をしましょう。

025

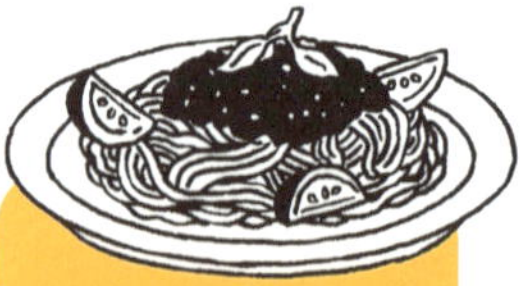

トマトパスタには＋ギリシャヨーグルトを足す＝

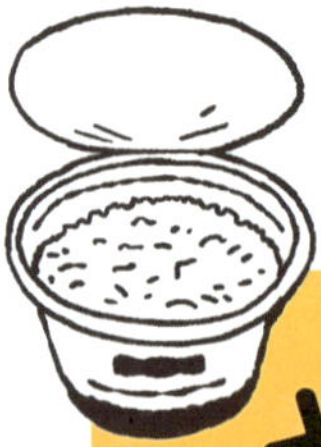

炭水化物後食べ

ここがズルい

トマトパスタの前にギリシャヨーグルトを食べて炭水化物を後食べにする

パスタ料理は炭水化物がメインの料理です。具材も少ないので、先に何かを食べてから、という「炭水化物の後食べ」が難しい料理といえます。このようなときには、炭水化物の前に別の何かを「足し算食べ」します。たんぱく質や脂質が含まれているものを選びましょう。

パスタを食べる前にオススメなのがギリシャヨーグルトです。これを1個食べましょう。ギリシャヨーグルトは水分が少なく、普通のヨーグルトよりもたんぱく質が多く含まれています。その量は12グラムで卵2個分にもなります。プレーンのものはさっぱりしているので、その後に食べる料理の味の邪魔もしません。

イタリアンレストランでコース料理を注文すると、前菜やサラダ、メイン料理が先に出てきます。**ある程度お腹が満たされたところで最後にパスタを食べれば、炭水化物の後食べになります。**料理が順番に出てくるので時間もかかり、腹持ちの良い食事になります。当然、先に出てきたパンも後食べします。

026

スイーツを食べる前に

＋

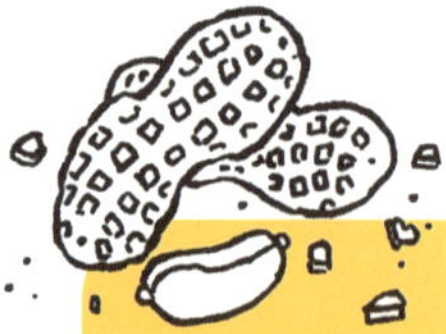

ナッツを足す

＝

炭水化物後食べ

ここがズルい

１日20粒程度のミックスナッツがスイーツの食べ過ぎを解消する

シュークリームやプリン、ケーキなどのスイーツが大好きという人。毎日食べることはNGですが、無理に我慢するくらいなら、たまに食べても構いません。そのときにやっていただきたい足し算食べがあります。

それが、**スイーツの前にナッツを食べる足し算食べの方法です。**ナッツ類には良質の油がたっぷり含まれているので、スイーツを食べたときの血糖値の急上昇を防ぎ、腹持ちも良くなります。

ただし、200キロカロリーに抑えるように注意をしましょう。

食塩がまぶされた塩気のあるナッツは食欲を増進させ、食べ出したら止まらなくなることもあります。買うなら塩気のないミックスナッツにしましょう。

また、ナッツの種類は何でもOKですが、アーモンドならビタミンEの含有量が多い、クルミなら抗酸化物質が豊富など、それぞれ優れた点があるので、いろいろな種類を食べるのがベターだと思います。

027

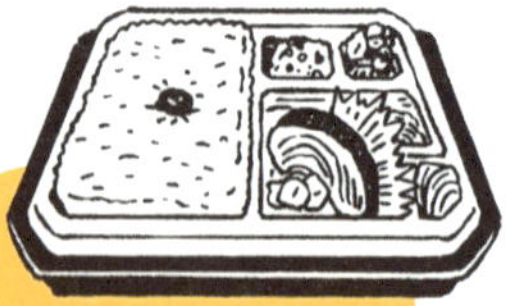

たんぱく質の多い

コンビニ弁当

には

＋

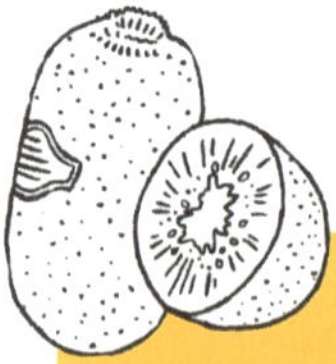

キウイフルーツ

を足す

＝

炭水化物
後食べ

ここがズルい

コンビニ弁当を食べる前にキウイフルーツを1個足し算しておく

お昼ご飯をコンビニで売っているお弁当で済ます、という人も多いと思います。幕の内弁当のほか、今ではドリアやタコライスなんていうものも売っていて、バラエティー豊かです。

たんぱく質の多いおかずがたくさん入ったお弁当なら「炭水化物の後食べ」もしやすいでしょう。お弁当内で「炭水化物」の後食べをすればいいのです。ドレッシングをかけた野菜サラダやたんぱく質の肉・魚を3分の2食べてからご飯に手をつけます。

さらに第1章では、**食後にキウイフルーツを食べる方法を紹介しました。**キウイフルーツにたっぷり含まれた食物繊維を摂り、食後高血糖を防ぎます。皮をむく必要はなく、ふたつに切ってスプーンで食べられるので、忙しい職場でのランチにも取り入れやすいと思います。

キウイフルーツを食べてすぐにご飯を食べるのではなく、なるべくサラダやおかずを食べてからご飯を食べ始めるようにしましょう。

また、コンビニ弁当は肉や魚の量が多いものを選びます。

028

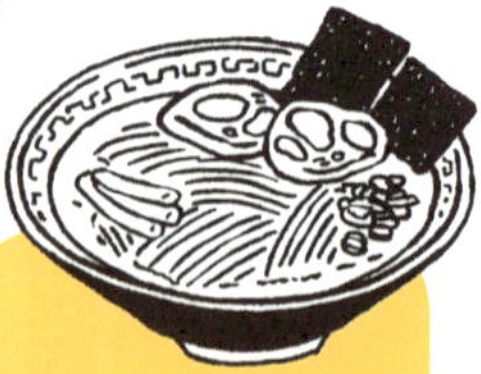

ラーメンには

＋

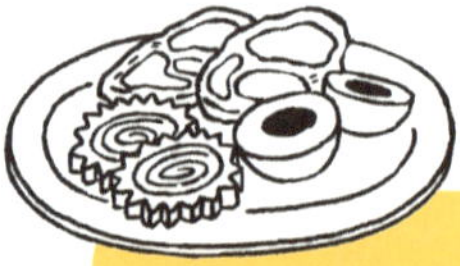

コーン以外のトッピングを全部乗せる

＝

炭水化物後食べ

ここがズルい

ラーメン店に行ったら、迷わず追加注文してトッピングを豪華にすべし！

ラーメンが大好きという人、結構多いように思います。麺は炭水化物で塩分多めなスープは、いかにもダイエットには不向きな食べ物のように見えますが、ズルイ食べ方をすることができます。

ここでも大切なのは「炭水化物の後食べ」です。真っ先に麺にいきたいところですが、そこは我慢しましょう。ラーメンの追加注文でトッピングをして、具だくさんの豪華ラーメンにします。

チャーシューやゆで卵、メンマ、ほうれん草、のり、もやし、などがありますね。のり1枚やもやし少量などの栄養価は高くありませんが、**先にこれらの具材を食べることでたんぱく質や脂質を摂ることができ、後から麺を食べる「炭水化物の後食べ」につながります。**

気をつけたいのはコーン。コーンは野菜というよりも穀物、炭水化物の食材です。「全部乗せ」の注文もいいのですが、コーンだけは避けるようにしましょう。

また、スープは全部飲まないように。塩分の摂り過ぎになります。

029 すぐに使える、便利アイテム さまざまな香味野菜をチェック！

香味野菜は、その名の通り「香りの野菜」です。料理に少しプラスするだけで香りが加わり、**食欲を増進させる作用のある野菜です。**ビタミンが豊富で、鮮やかな色で彩りを添えたり、味もメイン食材のアクセントとなり、料理に重層的な魅力を与えてくれる、便利なアイテムといえます。

和食の場合は、「薬味」という言い方もします。

代表的な香味野菜として、ミョウガやニラ、ミツバ、シソ、ニンニクなどがあります。さらに、**セリ、生姜、わさび、クレソン、パセリ、セロリ、パクチー、ミント、バジル、ルッコラなど**、料理のアクセントになっています。

和食、洋食問わず、ちょい足しに便利ですから、冷蔵庫に入れておくといいですね。上手に使って、料理をワンランクアップさせましょう。

代表的な香味野菜

香味野菜は、さまざまな料理のちょい足しに使える便利アイテム。添えるだけで料理がワンランクアップする。

オクラ	ネバネバ成分のムチンが含まれている。水溶性食物繊維であり、βカロテンが豊富。
ミョウガ	特有のさわやかな香りがある。鮮やかな紅色は抗酸化作用のあるアントシアニンの成分。
長ネギ	硫化アリルを成分とする特有の辛みがある。
ニラ	緑色の葉ニラは匂いが強く、餃子のタネにもよく使われている。βカロテンとビタミンKが豊富。黄色の黄ニラは、葉ニラと別の品種があるわけではなく、葉ニラの芽が出る前に覆いをかぶせて光を遮断することで、色が淡く、やわらかい葉になったもの。
ミツバ	吸い物や親子丼などの上に添えて用いる。香りが良く、βカロテンが豊富。
シソ	青ジソと赤ジソが食用としては代表的なもので、青ジソは刺身のツマや冷奴のトッピングなど、さまざまな形で用いられる。βカロテンとビタミンKが豊富。赤ジソは梅干しを漬けるときによく用いられ、紫色のシソふりかけの材料にも用いられる。
ニンニク	匂いが強く、刻んで油の中で加熱して、油に匂いを移すことがよく行われる。糖質の分解を促す作用を持つアリシンが含まれて、ビタミンB1を豊富に含む豚肉は、ニンニクと一緒に食べるとB1が吸収されやすくなる。

030

足し方のコツ！③

おかずには噛み応えを＋1

足し算食べのコツ

噛み応えをアップすると腹持ちが良く、満足度が高い

「足し算食べ」は足りないものを補うだけではありません。足し算することで、良いものをもっと良くすることができるのです。これは引き算食べにはない、足し算食べならではの魅力のひとつですね。

さらに良くする足し算食べで注目したいのが「噛み応え」です。噛み応えをアップさせることで食べるのに時間をかけることができ、腹持ちも良くなります。食後高血糖にも良いでしょう。

普段食べているやわらかい食べ物やすぐに食べることができるおかずに足し算をして、噛み応えをプラスしましょう。満足度の高いおかずになります。肉や野菜類、キノコ類などのすぐに手に入る材料を使い、面倒な調理をしなくていい方法です。

噛み応えをプラスしたおかずを食べて、「炭水化物の後食べ」をしましょう。

031

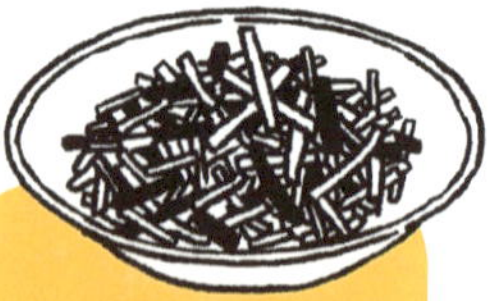

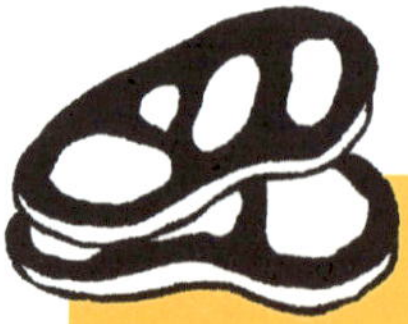

きんぴらごぼう
には

＋

肉
を足す

＝

ここがズルい

塩分が多いきんぴらごぼうには細切りにした肉を足して満足度アップ

きんぴらごぼうは最初に炒めるので、油がプラスされてあり、噛み応えがあるのが良い点です。しかし、砂糖を使った甘辛い味つけになっています。自分で最初から作るのなら、砂糖を控えたり使わなければ良いのですが、市販のものでは味つけは変えられません。

そこで、「足し算食べ」をします。

豚肉か牛肉を細切りにして、お湯で湯がいてきんぴらごぼうと和えるのです。ピーマンやパプリカの細切り（きんぴらごぼうの具の長さに合わせて切る）をレンジで温めて和えても良いでしょう。たんぱく質がプラスされ、彩りも良くなります。ピーマンやパプリカは、歯応えが残るように火を通しましょう。

冷蔵庫に生卵があれば溶き卵にして炒め合わせます。ゆで卵しかなかったら、刻んで上にトッピングするだけでもたんぱく質がプラスされます。ピーマンの代わりにレタスやシメジ、えのき茸でもＯＫ。

要は、塩分をマイナスせずとも食材をプラスすることで、味を薄めるのです。味が薄くなるのがイヤ、という人は、唐辛子の輪切りや粉末を足しても良いでしょう。

032

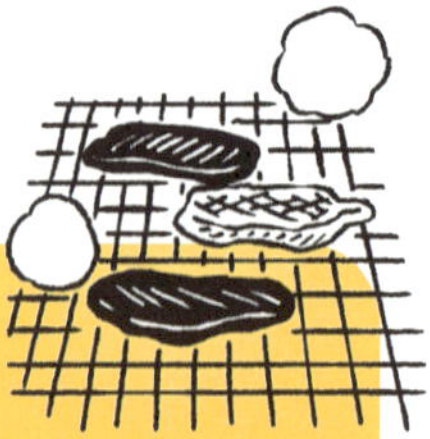

焼肉

は

＋

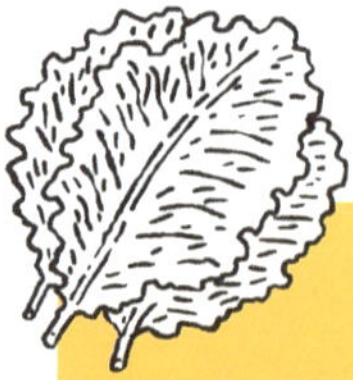

巻いて食べる

を足す

＝

ここがズルい

焼肉屋に行ったら肉はすべて野菜で巻いて食べる！

焼肉屋さんに入ったらまず、キムチ、サンチュやエゴマなどの焼肉を包むための葉野菜を頼みます。

ビタミンやミネラル、ポリフェノールなどの栄養成分の摂取もできますが、**第一の目的は、噛み応えのアップのため、食べる時間をかけるためです。**焼肉はすべて野菜で巻いて食べます。

サンチュを置き、その上にエゴマ、その上に焼肉を一枚乗せ、コチュジャンなどの味噌と、ニンニクなどの薬味を少し乗せ、それらを巻き包んでいただきます。これがベーシックな包み方ですが、ナムルやキムチを焼肉の上に乗せて包んで食べてもOK。網で焼いた野菜を乗せてもいいですね。何でも巻いて食べてみましょう。

焼肉のたんぱく質と脂、そして野菜の噛み応えが組み合わさり、腹持ちの良い食事になります。これならシメにご飯や冷麺を頼まなくても、満腹感・満足感がアップします。やってみてください。

033

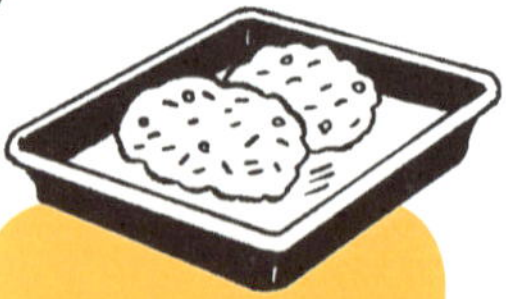

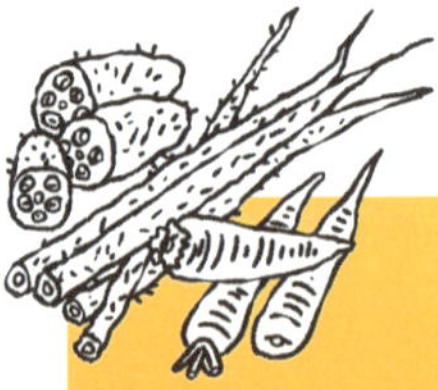

ハンバーグのタネには根菜類を足す

ここがズルい

やわらかいハンバーグも根菜入りなら噛み応えが増して腹持ち度UP！

ハンバーグは、ステーキに比べて噛み応えがなく、やわらかい料理です。そこで、ハンバーグのタネの中に、噛み応えのある食材をプラスしてみましょう。**ハンバーグの利点は、中にいろんなものを混ぜ込むことができるということです。**

ゴボウやレンコン、にんじんなどの根菜類を角切りにしてゆでたものを混ぜ込みます。キクラゲやキャベツなどもオススメです。

次のように混ぜ込みます。

1 レンコンとにんじんは皮をむき、角切りにして固めにゆでる。玉ねぎはみじん切りに。
2 ボウルの中に挽き肉、1、卵、パン粉、塩、こしょうを入れ、こね混ぜ。小判型に成型。
3 フライパンに油を中火で熱し、2を入れ、底に焼き色がついたらひっくり返し、フタをして弱火にしてじっくり中まで焼く。
4 火が通ったら皿に盛り、ハンバーグを取り出したフライパンにケチャップと酒を加え、木べらで肉のうま味をこそげ取るように混ぜ合わせ、煮立ったらハンバーグにかける。
5 千切りのキャベツと軸を取った貝割れ大根を添えて完成。

034

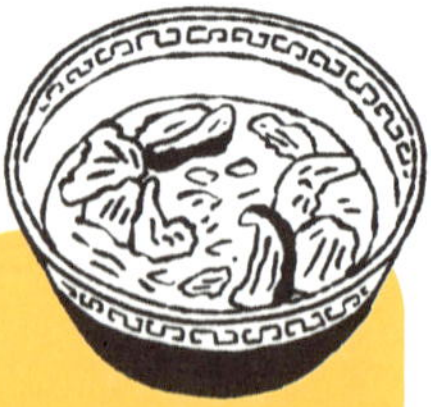

中華スープには

＋

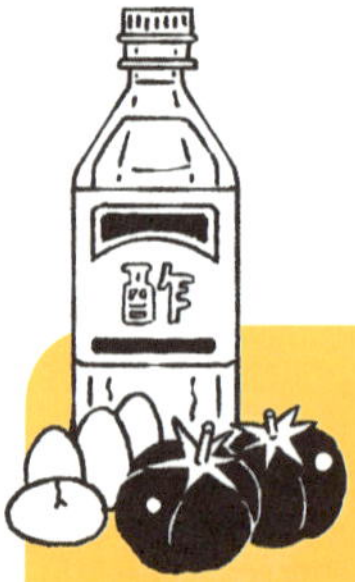

酢、トマト、卵を足す

＝

ここがズルい

あっさり中華スープに酢、トマト、卵を足すだけで酸辣湯（サンラータン）の完成！

中華スープは、西洋でいうところのブイヨンにあたるダシ汁で、鶏骨、豚骨、野菜などを煮込み、塩やオイスターソース、香辛料などで調味して作ります。**ラーメンなどいろんな中華料理に利用できる基本のスープ。作って冷凍してストックしておくと、とても便利です。**

そのままでもおいしいのですが、具が少ない粉末やカップなどの中華スープに「ちょい足し」をすることで、具だくさんのおいしいスープに変身させましょう。卵やトマトなどの具を入れ、酢を足してすっぱい味つけにします。酸辣湯の完成です。

1 トマトを角切りにする。卵は溶き卵にする。
2 鍋で粉末中華スープを作り、酢、1を加えて、卵が固まったら完成。

酸辣湯をちゃんと作る場合、酢だけでなく唐辛子（あるいはラー油）とこしょうも効かせます。具材はトマトのほか、鶏肉、豆腐、しいたけ、キクラゲ、タケノコ、長ネギなど。水溶き片栗粉でゆるいとろみをつけた後から溶き卵を流し入れ、火が通ったら完成です。

035

酢は健康に役立つ!? 体脂肪や血圧、血糖値に良い効果が

あなたは毎日の料理に酢をどのくらい使っていますか？　近年の研究によると、酢は積極的に摂りたい調味料のひとつといえます。

1日大さじ1杯（15㎖）～2杯（30㎖）の酢を12週間飲み続けた肥満気味のグループ。飲まなかった肥満気味のグループに比べ、有意に内臓脂肪と皮下脂肪の減少が起こったという報告があります。同じく大さじ1杯を10週間飲み続けた血圧が高めの人のグループは、飲まなかったグループに比べ、有意に血圧が低下したといいます(※)。血圧が正常値の人が飲んでも低血圧になるということはありませんでした。

これらの結果から、**1日大さじ1杯の酢を飲んだり料理に使ったりすることで、肥満気味の人の体脂肪を減らしたり血圧が高めの人の血圧を抑えたり、食後血糖値の急上昇を抑えることが示唆されました。**

健康に役立つ？
毎日摂る酢の利用法

1日大さじ1杯

- 酢を飲む
- 料理に使う

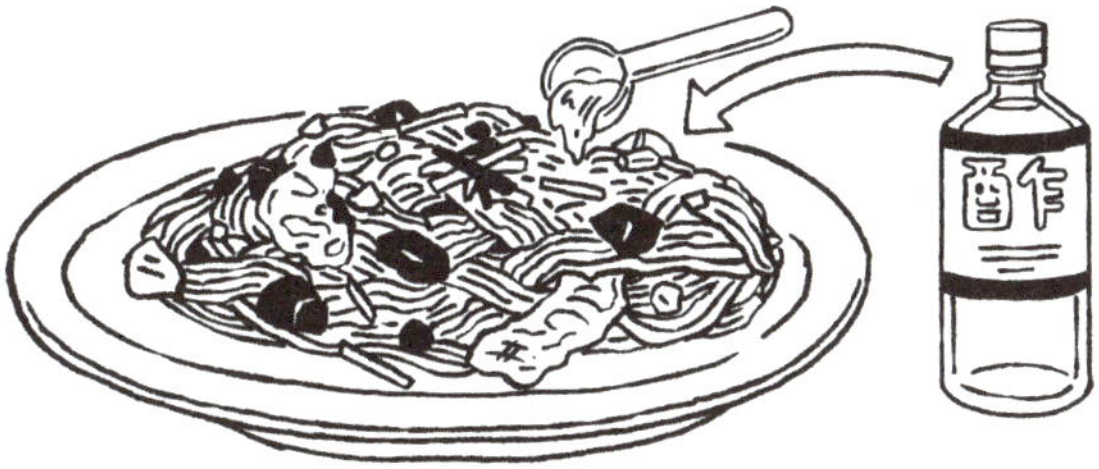

酢を飲むと身体がやわらかくなるというのは、根拠のない俗説。ただし、酢を加えた水で骨つき肉や魚をゆでると、骨がやわらかくなり、水だけでゆでるときよりもカルシウム分が溶けやすくなることがわかっている。もちろん、酢を飲んで骨がやわらかくなるということはない。

（※「近藤倫央，岸幹也，伏見宗士，宇賀神忍，加賀孝之：食酢の肥満者に対する体脂肪低減作用：日本栄養・食糧学会大会，2009」）

036

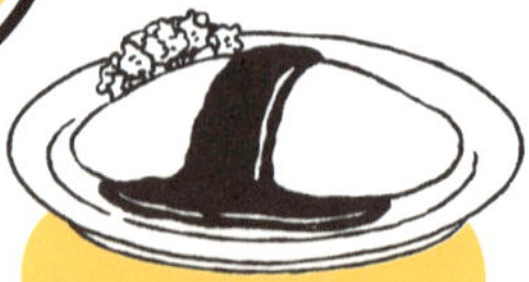

オープンオムレツには

＋

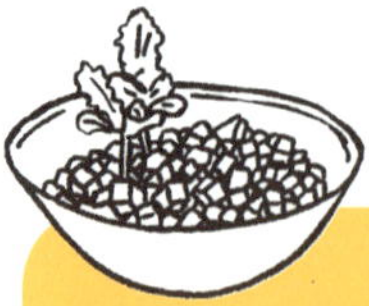

刻み野菜を足す

＝

ここがズルい

朝ご飯は、目玉焼き、卵焼きより具材を入れたスペイン風オムレツに替える

卵はたんぱく質や脂質、各種ビタミンやミネラルを含んだ、栄養的価値の高い食材です。簡単に作れる半熟の目玉焼きや卵焼きもおいしいのですが、やわらかい卵料理は時間をかけて食べるのはちょっと難しいですよね。

卵料理ではオムレツ、特に豪華な「スペイン風オムレツ」がオススメです。

緑黄色野菜たっぷりのスペイン風オムレツには、ブロッコリー、赤・黄パプリカ、ピーマン、玉ねぎ、ナス、エリンギ、スナップエンドウ、絹さや、ミニトマトなどが合います。冷蔵庫に入っている残りものの野菜でもOK。卵のほか、牛乳（もしくは生クリーム）、粉チーズ、塩、こしょうを合わせて味つけをします。具だくさんで、噛み応えたっぷりのオムレツです。

お好みでケチャップを添えてもいいのですが、卵に味をつけているので、なくてもいいでしょう。ケチャップを添えるなら、卵に塩を加えません。ボリュームがあって腹持ちし、野菜もたっぷりいただける卵料理です。

037

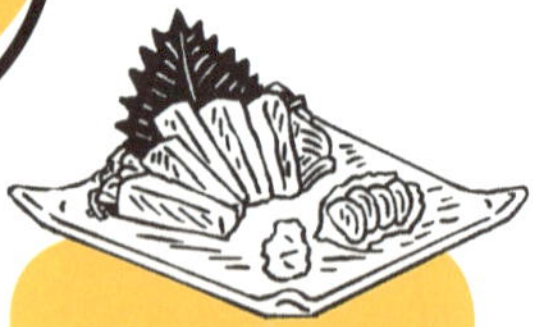

マグロなどの魚介

には

＋

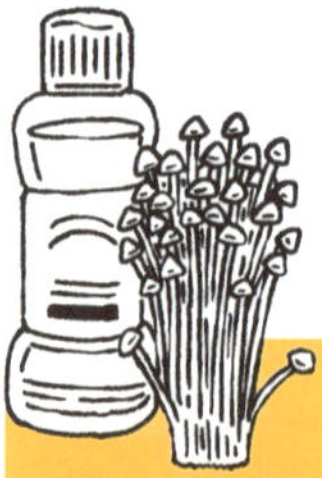

まいたけ・えのき茸と
ドレッシング

＝

を足す

ここがズルい

海鮮にはえのき茸や焼まいたけで噛み応えを＋《プラス》
いつものわさびじょうゆをドレッシングに代えて

魚介類はＤＨＡ（ドコサヘキサエン酸）やＥＰＡ（イコサペンタエン酸）などの多価不飽和脂肪酸が豊富で、血中コレステロールの増え過ぎを抑えるなどの効果があるといわれています。しかも、生の魚介類は多価不飽和脂肪酸がそのまま摂れるので、刺し盛を買ってきてカルパッチョを作っていただくことがあります。

そのときに「足し算」しているのが、「焼まいたけ」や「えのき茸」と「ドレッシング」。えのき茸は少し鮮度が落ちてしんなりしたものは、食中毒の危険性があるので必ず加熱しなければいけませんが、採れたて新鮮のシャキッとしたものなら、生でマグロなどの魚介と和えると、おいしくいただけます。焼まいたけは、α－グルカンを含み、食後高血糖を防ぎます。いずれも食感は噛み応えがあり、マグロなどとの相性はピッタリです。

普段はわさびとしょうゆで食べていると思いますが、ここではドレッシングを使ってみましょう。**ドレッシングには酢と油が含まれているので、腹持ちが良くなり、減塩にもなります。**

038

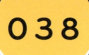

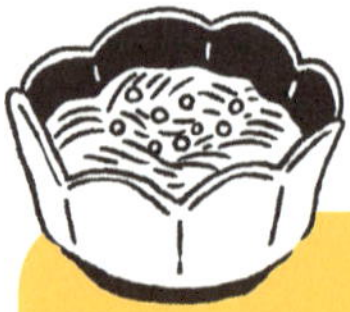

冷奴には

＋

メカブを足す

＝

ここがズルい

冷奴にメカブを乗せてコリコリ噛み応えのある「メカブ奴」に

冷奴は忙しいときでもパックを開ければすぐに食べられますし、大豆のたんぱく質を摂ることもできる優秀食材ですが、問題点もあります。絹豆腐などは、つい飲むように食べてしまうところです。そこでオススメが、メカブを乗せた「メカブ奴」です。

冷奴にメカブを乗せ、かつおダシをかけるだけで、豆腐に欠ける「噛み応え」がアップし、メカブに欠ける「たんぱく質」がプラスされて、お互いの欠点を補い合い、長所が合体した料理になります。メカブのネバネバがお互いの食感を良くします。

メカブはワカメの根元に近い硬い部分で、コリコリとした食感です。かき混ぜると強い粘りが出てきます。ネバネバの正体は、アルギン酸やフコイダンなどの水溶性食物繊維。EPAなどの不飽和脂肪酸やミネラルが豊富な食材です。

火を使わなくてよく、あっという間にできるので、「もう一品、献立に足したい！」というときに役立つ、たんぱく質&食物繊維の料理です。さらにもう一品油を使った料理をつけ加えるか、「メカブ奴」にオリーブオイルを大さじ1杯程度たらすと、腹持ちの良い献立になります。

039

おまけの足し方のコツ

間食にも使えるおいしい+1

足し算食べのコツ

間食はNGじゃない糖質は足し算食べで調整すれば摂ってもOK

「足し算食べ」は食事だけでなく、「間食」にも使える方法です。

そもそも「間食」をするから太るわけではありません。スナック菓子や甘いものなどの糖質を間食として食べているから太るのです。これは食事と同じ。血糖値を急激に上昇させます。

間食そのものは、昼食と夕食の間が空き過ぎる（6時間以上）ときに適度に摂ることで、空腹時の低血糖状態からくるイライラや集中力の低下が予防できます。間食を「おやつ」ではなく、「軽い食事」といった食事のひとつとして捉えましょう。

間食で「糖質のあるものを食べたい！」といったときにちょい足しするなら、たんぱく質や脂質です。そのまま食べることはオススメできないものでも、「足し算食べ」で工夫することによって、マイナス面が補えるのです。

また、噛み応えを出すために足し算する方法も、食事だけでなく、間食にも応用できます。食感を変える方法なども考えてみましょう。

040

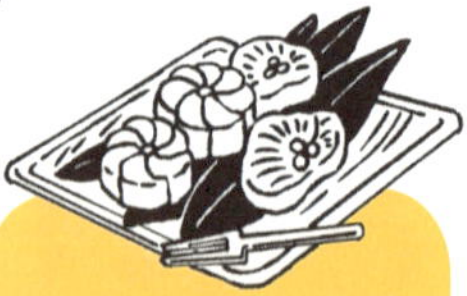

和菓子

は

＋

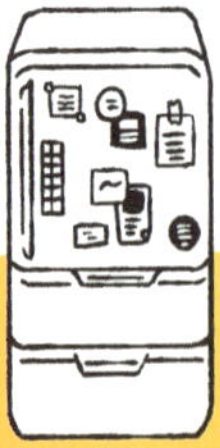

冷凍保存

する

＝

ここがズルい

食べきれない和菓子は冷凍して保存 冷凍のままいただいてもおいしいおやつに

生の和菓子は日持ちがせず、すぐにカビが生えてしまうし、冷蔵庫に入れると今度は硬くなって……。そんなとき、**冷凍するとおいしくいただけることをご存知でしたか？**

饅頭は冷凍庫で凍らせると保存がききます。食べる前に室温で戻したり、オーブントースターや電子レンジで温めましょう。

しかも、意外と凍ったままいただいてもおいしいです。皮やあんこが氷のようにカチカチになってしまうのでは？　と思われるかもしれませんが、どちらも砂糖が入っていることで硬くなり過ぎず、生とは異なった食感を楽しめます。

さらに冷凍のまま食べる利点は、食べるのに時間がかかるということ。和菓子は油分があまり含まれず、砂糖の糖分が血糖値を急上昇させます。ところが**凍ったままだと食べるのに時間がかかり、血糖値の急上昇を抑えます。**羊羹も1食分ずつ切って冷凍保存して食べています。カステラなどの洋菓子も冷凍保存してみてください。

食パンも冷凍保存してオーブントースターでトーストすると、常温や冷蔵保存するよりもおいしいトーストになります。

041

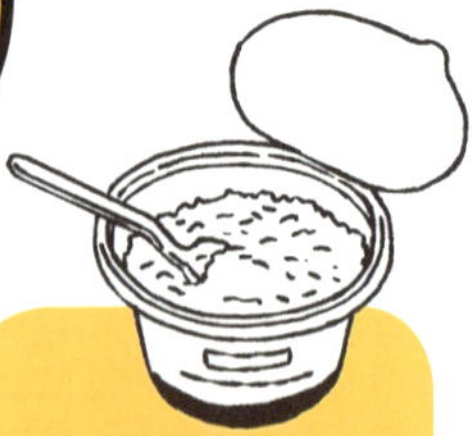

ギリシャヨーグルトには

＋

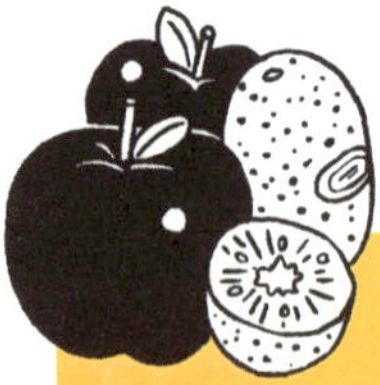

フルーツを足す

＝

ここがズルい

朝はフルーツとヨーグルトの組み合わせでお腹スッキリ快腸に！

ギリシャヨーグルトは、水切りによって水分を徹底的に抜く、あるいは原料の濃度を濃くして作ったヨーグルトです。

さまざまなメーカーのギリシャヨーグルトがありますが、1パックの食べきりタイプのもので、**卵2個分のたんぱく質12gが含まれているものもあります。**まるでレアチーズケーキのような濃厚さで、糖分が加えられていなくても十分おいしく、腹持ちが良いです。カルシウムも130mgほど含まれています。

朝は、このギリシャヨーグルトにフルーツを足すのがオススメです。フルーツを足すことで、ビタミンと食物繊維を補います。朝ご飯が食べられない、といった人も、これなら食べられるのではないでしょうか。腹持ちも良く、お腹の調子も「快腸」です。ギリシャヨーグルトは濃縮した結果、乳酸菌の数も同じ容量のヨーグルトの約2倍も含まれているといいます。

たんぱく質は腹持ちを良くするだけでなく、不足すると筋肉が減って脂肪が燃焼しにくい身体になります。

042 ドライフルーツをヨーグルトに入れて一晩置く

プレーンヨーグルトそのものにマイナス面はありませんが、さらに足し算食べで栄養もおいしさもアップさせることができます。**ドライフルーツをヨーグルトに加えて、一晩置く方法です。**

ドライフルーツがヨーグルトの水分を吸って弾力が戻ってきます。さらに、ヨーグルトもドライフルーツが吸った分の水分が抜けるので、ヨーグルトが濃厚になります。

この食べ方をするときの注意点は、ドライフルーツが甘いので糖分を含まないプレーンのヨーグルトを選ぶということ。**そのまま食べるには甘過ぎるドライフルーツも、水分で戻っていると甘過ぎず、おいしくいただけます。**

前ページのギリシャヨーグルト＋フルーツの代わりに、このヨーグルト＋ドライフルーツを朝食べてもいいですね。

食の抜け道

043

自宅で簡単にできるセミドライフルーツの作り方

ドライフルーツは、果物の水分が抜けた分だけ噛み応えが増し、さらに重量当たりの甘味も増します。ちょっとした間食にもオススメです。しかし、市販されているお菓子のドライフルーツは、砂糖や食塩が加わっているものもあります。

そこで、自分で砂糖を使わないドライフルーツを作ってみませんか？


私はキウイフルーツのドライフルーツを作っています。

まず、キウイフルーツをスライスし、ラップフィルムの上に並べます。それをベランダで2〜3日ほど置くと、おいしいセミドライフルーツのでき上がり。簡単です。

鳥がやってきて食べないように上にザルをかぶせておくと良いでしょう。

ザルの上に直接並べておくと、下からも風が通るので乾燥しやすく、噛み応えの良い、キャンディーみたいな食感のドライフルーツになります。

044

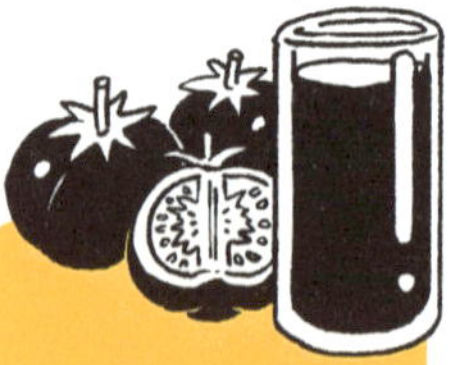

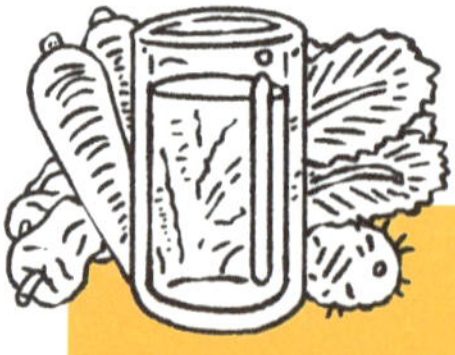

トマトジュースには ＋ 野菜ジュースを足す ＝

ここがズルい

ミックス野菜ジュースにしてビタミンをまんべんなく摂る

トマトジュースに使われているのはトマトはリコピンが多いのが特徴ですが、複数の野菜を合わせたミックス野菜ジュースを足すと、ビタミンのバランスがより良くなります。にんじんにはβカロテンが多いけれどビタミンCが足りないなど、利点と欠点をうまくブレンドして、バランスの良い野菜ジュースになっているものもあります。しかし、果物やにんじんなど糖質の多いものも含まれているので、意外とカロリーがあります。

そこで、トマトジュースにミックス野菜ジュースを足し算し、ふたつの良い点を補い合いましょう。どちらも良いとこどりのジュースです。

このブレンドジュースを、ギリシャヨーグルトのソースにできます。ギリシャヨーグルトに濃度があるので「噛んで食べるジュース」に。**ジュースのままだとストローで一気に飲めてしまいますが、これなら胃に入るのもゆっくりで、腹持ちの良いジュースになります。**

最近では食物繊維が5gも入っている優れものもあります。

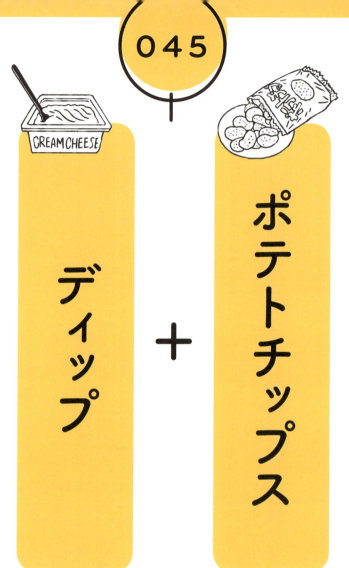

045

ポテトチップスは

＋

ディップをつける

＝

ここがズルい！

ポテトチップスはディップでおしゃれな間食に　腹持ちが良くなる足し算を

ポテトチップスは油で揚げているので腹持ちは良いのではないかと考える方は多いと思いますが、塩味でサクサクしていて、あっという間に適量を食べ終えてしまうので、一工夫します。**ゆっくり楽しめる足し算食べとして、ディップソースにつけましょう。**

クリームチーズはチーズの中では水分が多くてやわらかいので、ポテトチップスにもつけやすく、たんぱく質がプラスされて腹持ちも良くなります。

手作りのチーズディップもオススメです。

1 カマンベールチーズを刻んで潰す。
2 ベランダで干したまいたけをオーブントースターで焼いて刻む。
3 黒こしょうとすり卸したニンニクをオリーブオイルに混ぜる。
4 3に1と2を混ぜて完成。

豆をオリーブオイルと一緒にミキサーにかけたものもディップになります。**これらのディップは野菜スティックをつけてもおいしいですし、食べ方の応用が効きます。**

046 ディップソースを作ったりアヒージョでオシャレに食べる

トルティーヤやスライスしたバゲットにつけて食べるディップソースは、いろいろな食材を使って自由な発想で作ることのできるものです。ここでは簡単にできる定番のディップを紹介しますので、参考になさってください。

メキシコではトルティーヤやチップスに添えるディップソースの定番がアボカドディップです。アボカドにマヨネーズを加えます。マヨネーズを入れない場合は塩、あるいはしょうゆを少々加え、レモン汁で変色を防ぎましょう。タコスのソースにしても合います。

さらに、スライスしたバゲットやチュロス（スペインの揚げ菓子）をディップのようにオイルにつけて食べるスペイン料理の「アヒージョ」も簡単に作れます。

バゲットをオリーブオイルや塩気のないバジルオイルに浸して食べたりしますが、具がたっぷりのアヒージョに浸しながらいただくのもいいですね。

栄養たっぷり
アボカドディップとオリーブオイルのアヒージョ

アボカドディップ

1 アボカドは適当に小さく切り、潰す。玉ねぎをみじん切りにする。
2 ボウルに 1 を入れ、マヨネーズ、レモン汁、お好みでこしょうを加えて混ぜたら完成。

POINT アボカドは熟して十分やわらかくなったものを使う。皮の上から押してみれば、熟し具合がわかる。

アヒージョ

1 玉ねぎ、セロリ、ブロッコリー、トマトを適当な大きさにカットする。
2 加熱用の陶器の器にオリーブオイルを入れ、玉ねぎとセロリを炒め、バジルオイルを好みで加える。
3 鶏の砂肝とブロッコリーとトマトを加えて揚げ焼きにして、オイルに浸す。

POINT 加熱用の陶器がなければ、フライパンや鍋でも代用可能。砂肝は低カロリーで噛み応えがある、食感の良い部位。多めに作って容器に入れて保存し、翌日に食べてもおいしい。

047

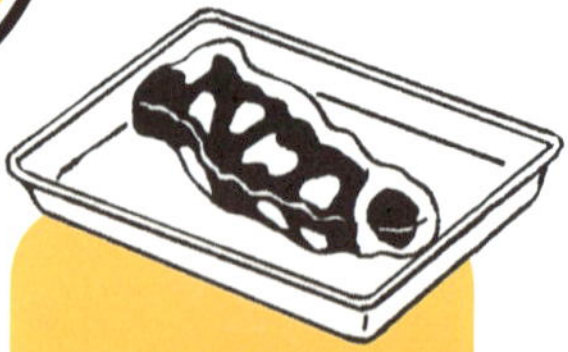

硬いステーキ肉

と

×

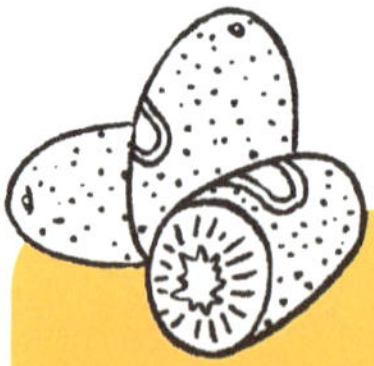

キウイフルーツ

を組み合わせる

＝

ここがズルい

硬い肉はキウイに漬けておいしいやわらかい肉に変えて食べる

ビーフステーキが食べたい！　そうは思っても、舌の上でとろける霜降りだらけのステーキの霜降り部分は「脂」。脳梗塞や心疾患のリスクがある「飽和脂肪酸」です。赤身のステーキ肉は、値段も安いけれど、焼いてみても硬い。**硬い肉は噛み応えがあるから、ゆっくり食べることにつながりますが、おいしくない硬い肉を食べるのは悲しいですね。**

硬い肉を適度にやわらかい肉に変身させる方法があります。それは、「プロテアーゼ」を多く含む生のフルーツに肉を漬け込む方法です。**このプロテアーゼが、完熟した生のキウイフルーツには豊富に含まれています。**完熟したキウイフルーツの皮をむいて手で潰し、塩、こしょうを振って肉を1～2時間漬け込んでから焼きます。漬け込む前に、肉のスジは断ち切るように切れ目を入れます。フォークで肉を何回か刺して穴を開ければ、プロテアーゼの効果はさらにアップ。たったこれだけで、やわらかくてヘルシーなステーキの完成です。

048 生パイナップルやまいたけにも肉をやわらかくする酵素がある！

プロテアーゼとは、「プロテイン＝たんぱく質」と「アーゼ＝酵素」を合わせた言葉で、日本語に訳すと、「たんぱく質分解酵素」。硬いステーキ肉も、酵素の力でやわらかくておいしいステーキに早変わりします。

プロテアーゼは、キウイフルーツだけでなく、パイナップルにも豊富に含まれています。缶詰のパイナップルは加熱されているので、酵素が壊れています。**ですから、肉をやわらかくするために用いるのであれば、キウイでもパイナップルでも、生でなければなりません。** ただし、パイナップルはキウイよりも甘酸っぱい味が肉に移り過ぎてしまうかもしれません。

そのほか、パパイヤやイチジクにもプロテアーゼが豊富に含まれていますが、**値段のことを考えると、キウイが一番コストパフォーマンスが良いかもしれません。**

肉をやわらかくする！
プロテアーゼを含む食材

- キウイフルーツ
- パイナップル
- パパイヤ
- イチジク

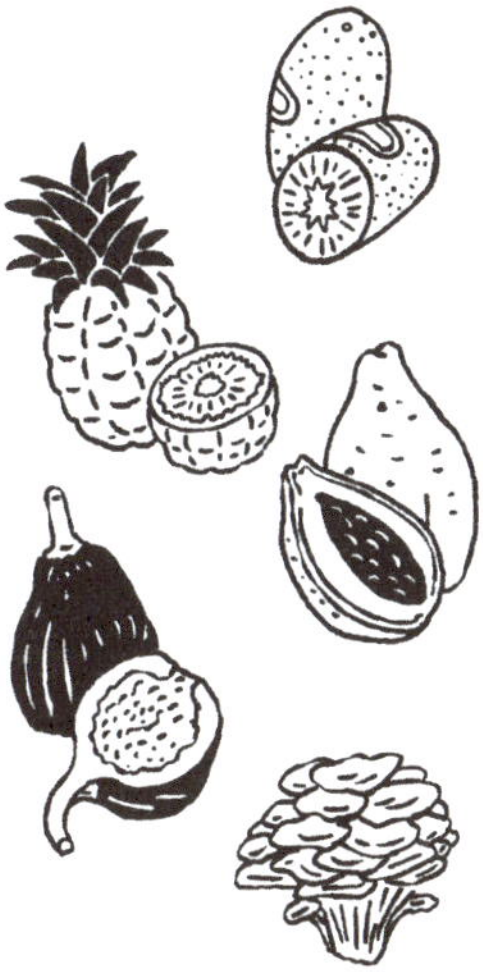

果物以外では、まいたけにも豊富に含まれています。手で一口大にちぎったまいたけの上に肉を乗せ、肉の上にもまいたけを乗せ、ラップをして冷蔵庫で3時間以上寝かせて焼くと、やわらかいステーキのできあがり。まいたけも一緒に焼けば、おいしい付け合わせになる。

Q 完熟した生のキウイフルーツには、なぜ大量のプロテアーゼが含まれているのか？

A それは、完熟して役割を果たした果実内の細胞のたんぱく質を分解してアミノ酸にし、新しい細胞の材料にするため。また、プロテアーゼがあれば虫などが果肉に侵入しても溶かそうとするので、虫に食べられないようにするための防御手段としての役割を果たしているという説もある。

049

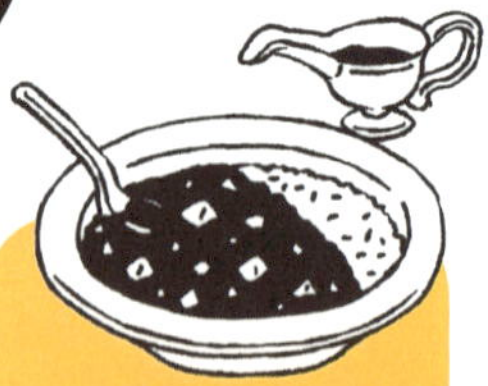

カレー

と

×

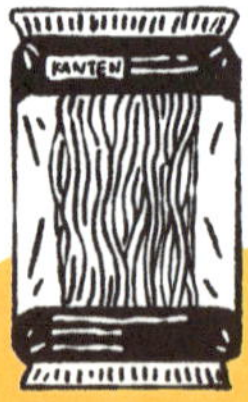

小麦粉の代わりに

糸寒天

を組み合わせる

＝

ここがズルい

カレーのとろみづけは小麦粉ではなく食物繊維が豊富な糸寒天を使う！

日本のカレーは、煮込んだ肉と野菜のスープに市販のカレールウを溶かすのが主流。ルウを溶かすと、サラサラだったスープが途端にとろみのあるカレーに早変わりします。

ルウの主成分は、カレー粉と小麦粉と脂。牛など動物性の脂を熱し、その中に小麦粉を入れてダマがなくなるまで炒め、カレー粉を加えて冷まし、固めて作ります。

脂があるので腹持ちは良いのですが、植物性の油と異なり、動物性の脂は心疾患や脳梗塞など血管系の病気の原因につながるため、摂り過ぎは控えたいものです。そして、小麦粉は炭水化物。これも血糖値の急上昇を避けるため、摂り過ぎないように注意します。

カレーのズルイ作り方は、**肉と野菜を煮込んだスープにカレー粉と糸寒天を加え、火を止めます。**小麦粉は使いません。食べ頃になると、カレールウを入れたときのようなとろみがついてくるのです。これなら、とろみのあるカレーが好きな人もおいしくいただけます。寒天はカロリーゼロで、血糖値も上がりません。食物繊維も豊富で、腹持ちの良い食材なので、さまざまな料理に使えます。

050 カレーの具材選びも見直してみて! サラッとしたスープカレーもオススメ

カレーのとろみづけは、小麦粉の代わりに、糸寒天を使います。糸寒天はカロリーゼロで、食物繊維も豊富です。ルウや小麦粉を代えるだけで、ズルイ食べ方のできるカレーができあがります。

ルウを使ったカレーは、健康のためにもダイエットのためにも、あまりオススメできません。カレーにはいろんな種類がありますが、**さらっとしたタイやインドのカレー、北海道発祥のスープカレーなどのほうが、動物性脂肪も小麦粉も少ないので、オススメできます。**

カレーの後の口直しに、フルーツヨーグルトを添えることがあります。自宅で食べるときに足し算してほしいのが糸寒天です。ヨーグルトに糸寒天を入れると、ヨーグルトの水分を糸寒天が吸って戻り、濃厚で楽しい食感のヨーグルトになります。

カレーに何をちょい足しする？

カレーにはどんな野菜を入れますか？　一般的なのは玉ねぎ・にんじん、そしてじゃがいもなど。この中でじゃがいもは、でんぷん質が豊富な炭水化物の食品。せっかく糸寒天を加えても、具にじゃがいもが入っていると、血糖値急上昇を抑えることができません。肉類や魚介類のほか、キノコ類を加えて具だくさんにしましょう。後から上に具を足すのも良いでしょう。

カレーに入れる具材

- 炭水化物の少ない野菜
  - ・トマト　・ナス
  - ・ズッキーニ
  - ・ゴーヤ　・パプリカ
  - ・ブロッコリー　など
- 肉類　魚介類
- キノコ類
  - ・しいたけ　・シメジ
  - ・マッシュルーム
  - ・まいたけ　・エリンギ
- トッピング類
  - ・とんかつ　・ツナ缶
  - ・ゆで卵　・チーズ

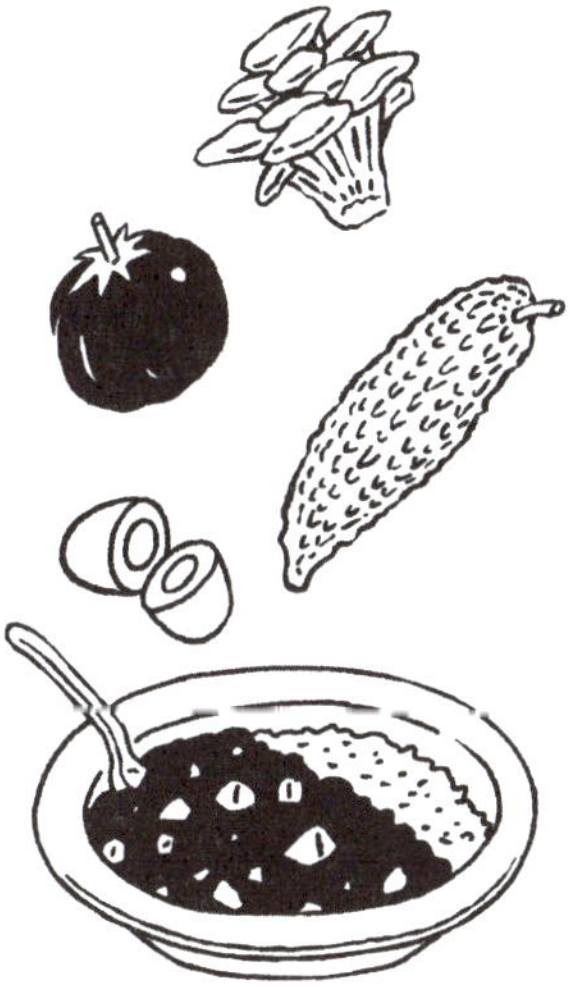

051

アルコールを飲むときの足し算食べ！お供にしたいつまみは柿なしピーナッツ!?

ここからはお酒にまつわる「ズルイ食べ方」を紹介します。

まずは皆さん、「低血糖」という言葉を聞いたことがあるでしょうか。低血糖とは、血糖値がある数値より低くなり過ぎる状態のことをいい、発汗や震え、頭痛、意識障害などの症状が起こります。お酒の飲み方によっては低血糖状態になることがあるので、注意が必要です。

アルコール類のなかでも、焼酎、ウイスキー、ウォッカなどの「蒸留酒」は、カロリーはありますが糖分は含みません。ですから、おつまみを食べずに焼酎などの蒸留酒を飲んでいると、低血糖状態になる可能性が高くなるのです。

では、どのようなおつまみが優れているのでしょうか。おつまみとして二次会でよく食べられているのが柿ピーです。ここで考えてみてください。①柿ピーの柿の種だけ食べる、②柿ピーのピーナッツも一緒に食べる、③柿ピーのピーナッツだけを食べる、最も低血糖になりにくいのはどれでしょうか。

正解は③です。ピーナッツは油脂分が多く、血糖値を上げ過ぎたり下げ過ぎたりしないため、低血糖になりにくいのです。①②は血糖値を急上昇・急降下させる可能性があります。

焼酎のお供にはピーナッツがオススメですが、肝臓が悪い人はアルコールそのものがNGです。

二次会のシメに焼きおにぎりや雑炊などのご飯ものを食べた場合、下がっていた血糖値が食べた途端に急上昇し、その後低血糖になる可能性が高くなります。ですから二次会でのつまみはナッツ類やするめがオススメです。ご飯ものを食べるのは一次会のシメにしましょう。

酒の肴にはたんぱく質や脂質を重視して、食物繊維もしっかり摂りましょう。

ゴーヤチャンプルーは、ゴーヤのビタミンC、豚肉のたんぱく質とビタミンB_1など、さまざまな栄養素を摂ることができます。このような料理はズルイ食べ方のおつまみにぴったりで、低血糖も防げるでしょう。

052

アルコールはどれをチョイスするかよりも正しい飲み方にすることが大事

白ワインと赤ワイン、どちらを飲むかと聞かれることがありますが、私は赤ワインを選んでいます。白ワインのほうが赤ワインより糖度が高いということもありますが、私は白ワインは渋みがない分飲みやすいと思うのです。赤ワインは渋みがあるので、自然と飲むペースがゆっくりになります。

赤ワインの赤い色と渋みは、アントシアニンとタンニンが発酵によってアルコールに溶け出したもので、ポリフェノールの一種です。抗酸化物質であるポリフェノールは、体内の活性酸素を除去し、心筋梗塞や脳梗塞などの血管系疾患を防ぐといわれています。白ワインも有機酸に整腸作用があり、カリウムも豊富で新陳代謝を高めて老廃物を排出するという話もあります。

しかし私はこれらの健康効果のことよりも、飲み方が大事だと考えています。

どんなアルコールでも、ハイスピードな飲み方は急性アルコール中毒の心配のほかに糖分が入っている種類は、血糖値の急上昇も心配です。

何も食べずに90分かけてビールジョッキ3杯を飲んだときと、何も食べずに90分かけて日本酒（八海山）を3合飲んだときを複数人で比べてみました。糖度の高い日本酒のほうが血糖値が上がると思っていたのですが、測定の結果、血糖値の上昇はどちらもほとんど同じでした。つまり日本酒は、ゆっくり飲むので血糖値の上がり方がビールと同じでした。お酒は飲む種類よりもスピードが重要なのです。

さらに早く飲むと、酔うスピードも早くなり、思考力がなくなって暴飲暴食につながることがありますから、飲むと食べ過ぎてしまう、という人は注意が必要です。

また、気をつけたいのはカクテルや梅酒などの甘いアルコールです。これらは糖分がたっぷり入っているので、血糖値の上昇が確実です。カクテルを飲むなら二次会から。一次会で肉や野菜をたくさん食べてた最後の一杯にするといいでしょう。

なお、ロックより無糖のソーダ割りや水割りにして飲むのがオススメです。

053

足立流アルコールの飲み方 居酒屋でのズルイ食べ方教えます

私は飲みに行くことも好きなので、管理栄養士さんたちとも研修会の終わりに飲みに行くことがあります。入るのは一般的な居酒屋さんですが、おつまみの注文の仕方が少し変わっています。

まず、アルコールとともに早く出て来る野菜サラダ、魚や肉料理を頼みます。これを皆で取り分けて食べます。このときにポテトサラダが乗っていたら、後食べするように取り除きます。この段階で糖質のチョイスはNGです。ドレッシングを別添えにするか、代わりにオリーブオイルをお願いします。また、突き出しも砂糖が使われているようなものでしたら手をつけず、「後食べ」にします。

お酒は一気に飲まないようにとお話ししましたが、ジョッキの2分の1くらいを飲む分には問題ありません。

砂糖を使った料理は頼まないようにします。たんぱく質源の料理なら揚げ物でも何でも大丈夫ですが、塩分が多いと、食欲が増してしまいます。手羽先や砂肝、青椒肉絲などは食べるのに時間がかかるので、オススメのおつまみです。

シメに焼きそば、チャーハン、パスタ、ピザなどを注文しますが、2時間かけて飲んでいると意外とお腹がいっぱいになっているものです。無理して全部食べなければよく、あくまでも胃に入れる順番が大切です。

ダイエットをしているからといって、好きなお酒をすべて断つ必要はありません。ズルイ食べ方と飲み方を工夫すれば、十分に楽しい時間が過ごせます。

主なお酒のカロリーと糖質量

		カロリー kcal	糖質 g
ビール　大ジョッキ	630ml	270	20
ビール　中ジョッキ	500ml	220	15
発泡酒　缶	350ml	85	10.8
赤ワイン　グラス半分	100ml	73	1.5
白ワイン　グラス半分	100ml	75	2
梅酒　グラス半分	100ml	160	20
日本酒純米　1合	180ml	190	9
チューハイ　中ジョッキ1	350ml	150〜200	3〜20

※あくまで、大まかな目安量です。

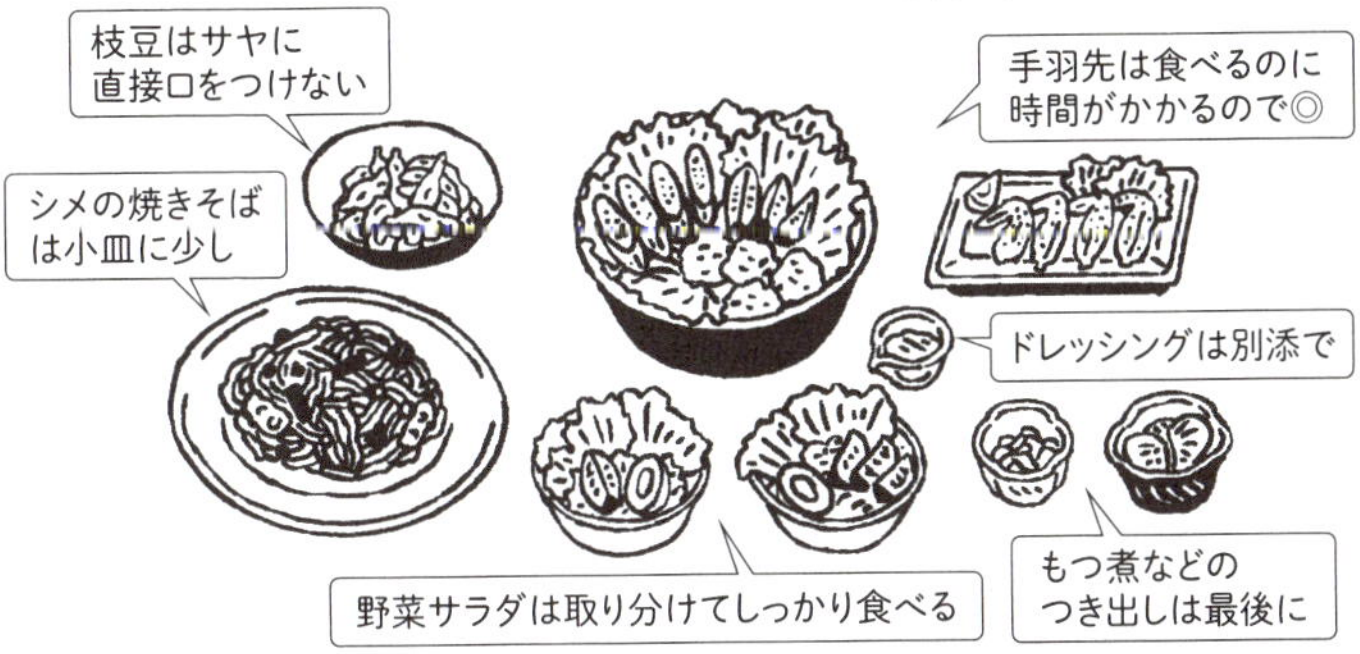
枝豆はサヤに
直接口をつけない
手羽先は食べるのに
時間がかかるので◎
シメの焼きそば
は小皿に少し
ドレッシングは別添で
野菜サラダは取り分けてしっかり食べる
もつ煮などの
つき出しは最後に

第3章

ランチ外食派は知っておくべき選ぶならどっち？

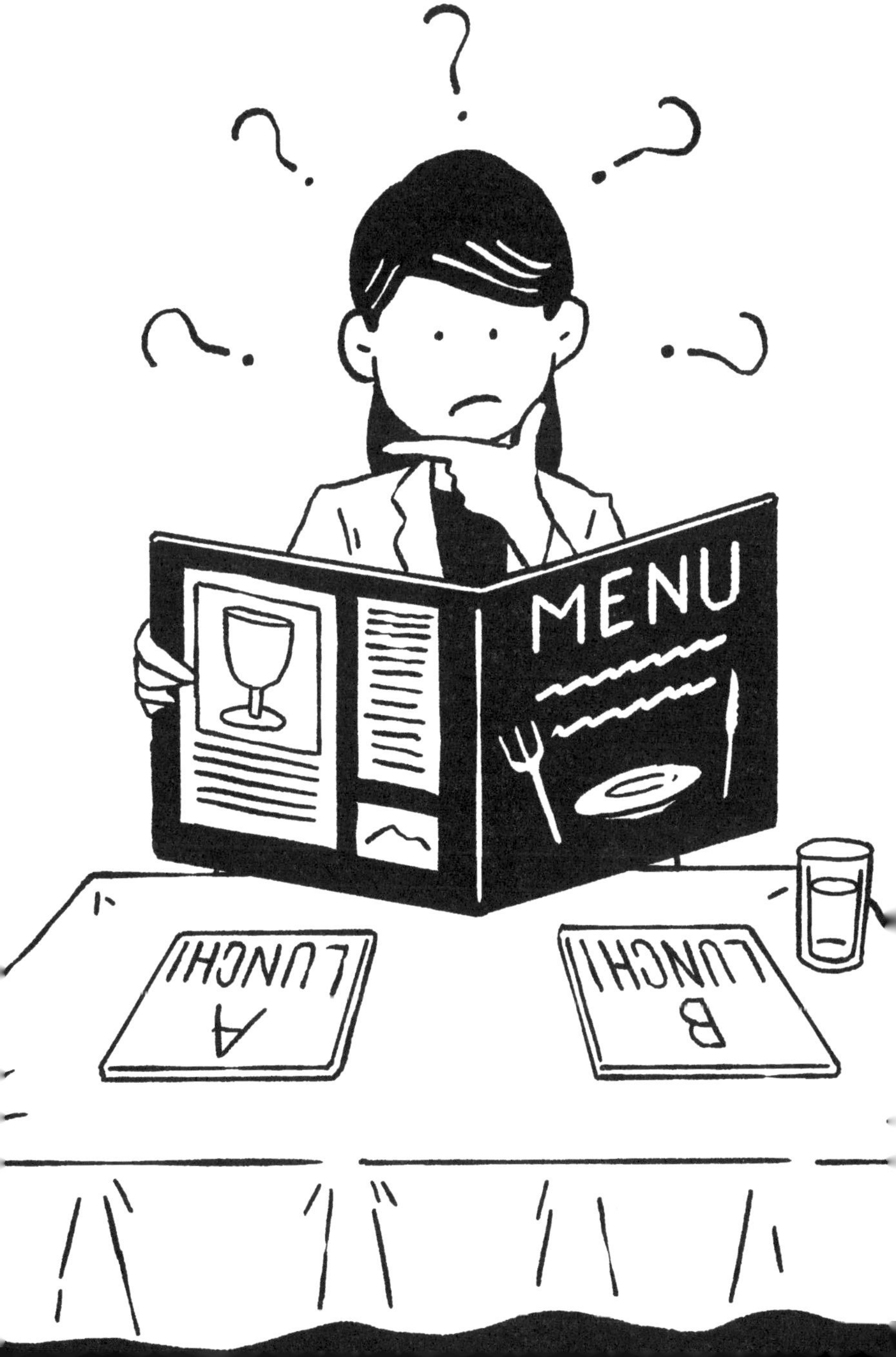
MENU
A LUNCH
B LUNCH

054

食べるならどっち？

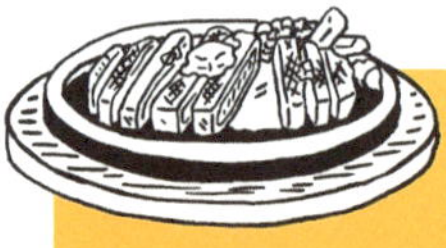

ステーキ

VS

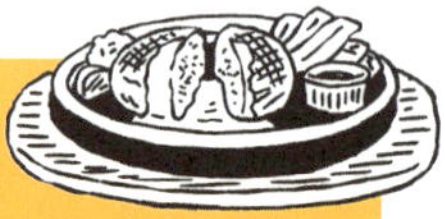

ハンバーグ

A.ステーキ

ここがズルい

噛み応えのある「ステーキ」で早食いを防ぐ

どちらも肉料理ですが、挽き肉で作られたハンバーグのほうがやわらかく、あまり噛まなくても飲み込めるので、つい早食いになってしまいます。早食いは急激に血糖値を上昇、急激に下降させ、腹持ちが悪くなります。ランチなら夕食時にはすでに腹ペコになっているのでドカ食いをしてしまったり、夕食なら夜中にお腹が空いて、夜食が我慢できなくなったりしてしまうのです。これこそダイエット失敗の元！

それに比べてランチステーキは噛み応えがあります。しっかり噛んで食べることで、食事に時間がかかります。ゆったり食べたほうが血糖値の上昇・下降に時間がかかり、腹持ちが良くなることはP.49でもお伝えしました。どちらかを選ぶなら、より噛めるステーキがオススメです。

ハンバーグやたっぷりの霜降り国産和牛には、「飽和脂肪酸」という脂が多く含まれています。油は腹持ちが良くなるのでダイエットに好都合とお話ししましたが、「油」と「脂」は違います。**特に牛や豚などの動物性脂肪である「飽和脂肪酸」は、動脈硬化などの健康リスクが指摘されていますので、食べ過ぎには注意を。**

ズルイ食べ方で使える！油と脂の特徴を押さえておこう

油を摂ることは血糖値の急上昇を抑えたり腹持ちが良くなるとお話ししました。
では、どんな油を摂ったらいいのか、これを押さえておくことがズルイ食べ方では重要なんです。

「足し算食べ」では、油を上手に使っていきますが、油といっても種類はたくさんあります。油を摂ることは大切、でも肉の脂には注意、とはどういうことなのでしょうか。

飽和脂肪酸と不飽和脂肪酸という言葉を聞い

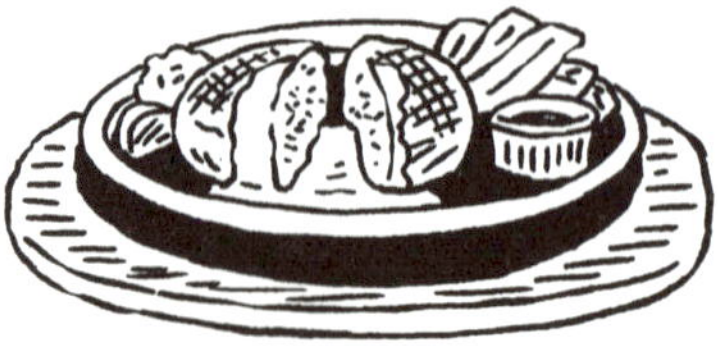

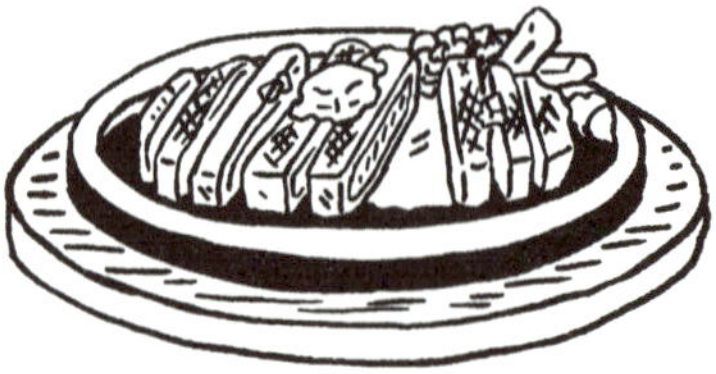

たことがあるでしょうか。牛肉や豚肉の脂には、オリーブオイルや菜種油に含まれるオレイン酸という不飽和脂肪酸も含みますが、動脈硬化のリスクになる飽和脂肪酸もあります。これらは摂り過ぎると肥満の原因にもなります。もちろん、不飽和脂肪酸も良いからといって、摂り過ぎには注意しましょう、ということです。

さらに噛み応えがあるほうが良い理由は、食べる時間が長いほうが血糖値の上昇・下降が緩やかになり、腹持ちが良くなるからでした。しかし、噛み切れない硬い肉を無理して食べるのは食事にストレスがかかります。おいしいものをゆっくりと味わって食べることが、ダイエットに一番良いのです。**我慢がダイエットの一番の敵。**

家でステーキを焼くとしたら、サシの少ない外国の肉を選びます。そのままでは肉が硬くておいしくない、というときは、赤ワインや塩麹、キウイフルーツ、ヨーグルトに漬け込むなどの下ごしらえをします。

さらに、ステーキの付け合わせとして、**硬めにゆでたブロッコリーやにんじんなどを添えると、しっかり噛む食事になります。**

外食でステーキを食べるときは、高級店より安いお店のほうがサシの少ない外国の肉を使っていることが多いので、お手頃な値段のステーキを選ぶのがオススメです。

055

食べるならどっち？

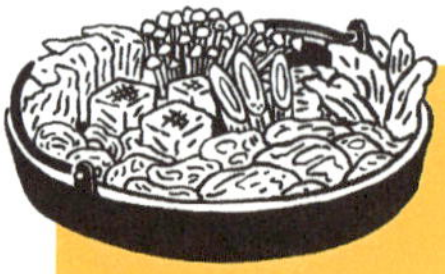

すき焼き

vs

肉じゃが

⇩

A.すき焼き

ここがズルい

具だくさんすき焼きにして溶き卵をキーポイントにする

肉じゃがのメイン食材はじゃがいもです。すき焼きは牛肉や葉野菜、豆腐、キノコ、しらたきなど、具材がバラエティに富んでいます。どちらも肉を使っていますが、この2択、軍配はすき焼きに上がります。

肉じゃがの敗因はじゃがいもの主成分であるでんぷん。つまり糖質です。でんぷんは非常に消化吸収が良い糖質なので血糖値の上昇・下降が早く、腹持ちが悪いため、小腹が空くのです。たんぱく質である肉も含まれますが、すき焼きに比べて量は少ないですよね。

両者に共通するのは甘辛い味つけで、砂糖を多く含むので、血糖値の急上昇・急下降の原因になります。ただし、**すき焼きは溶き卵を使うことで腹持ちを良くしてくれます。**たんぱく質の卵が、砂糖をコーティングして吸収を緩やかにしてくれるのです。

しかも、すき焼きは一人で食べるものというよりも、みんなで鍋を囲んでいただくもの。**おいしくて会話も弾み、食事時間もゆっくりになって、腹持ちを良くすることにつながります。**しかし、すき焼きの前に、刺身が食べられる店を選ぶのがベストです。

煮物は煮る時間を確認
最初にダシを使うとおいしい煮物に

野菜は火の通し過ぎに注意を。やわらかくなり過ぎ、糖分・塩分が具材に染み込み過ぎは、腹持ちが悪くなります。最初にダシで煮込んでおけば中まで味が染み込みます。

これまでも繰り返し述べてきましたが、ダイエットの秘訣は、時間をかけて食事をゆっくり味わっていただくことです。噛み応えのあるものを食べるというのは、ゆっくり食べるための方法のひとつです。

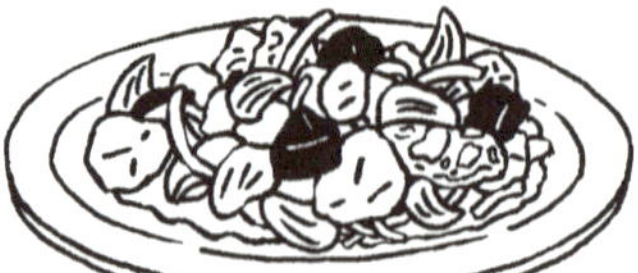

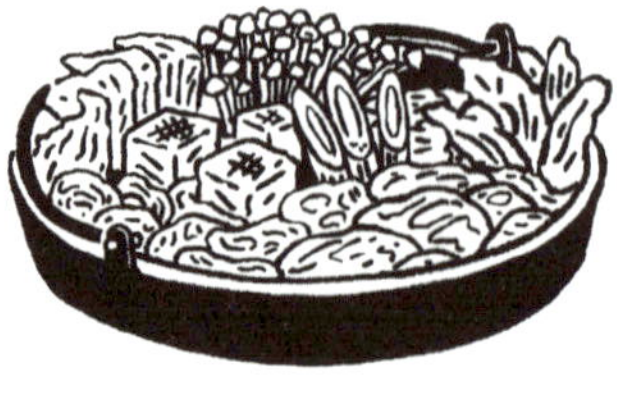

噛み応えを残すためには、肉じゃがにせよ、すき焼きにせよ、野菜に火を通し過ぎないことです。

すき焼きなら、目の前の鍋で調理するので、野菜に火を通し過ぎないよう調節することが可能です。やわらかくなり過ぎないうちに取り出して野菜の食感も楽しみながら食べましょう。

肉じゃがは、外食の場合はあらかじめ煮込んであるので、「硬めに砂糖を控えめに煮てほしい」とはリクエストできません。でも、家で作るなら可能です。

硬めに火を通すことには、メリットがもうひとつあります。

それは、調味料の砂糖やしょうゆなどの糖分や塩分が、野菜の内部までたくさん染み込まないということ。特に**糖分が染み込まないことは、血糖値の上昇・下降を緩やかにし、腹持ちを良くしてくれます。**

肉じゃがを家で作る場合は、最初はダシで煮込み、硬めに火を通しておきます。最後に調味料を加えて、具材の表面に味を絡めます。ダシの味は中まで染み込んでいるので、調味料が表面だけでも、十分満足できますよ。いもは少なめ、肉多めがポイントです。さらに、砂糖を使わない別のおかずから食べることも大事です。

056

食べるならどっち？

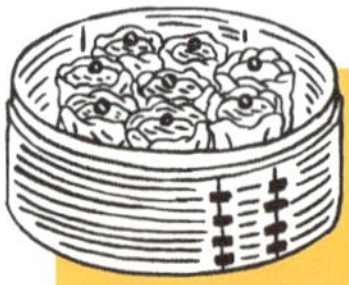

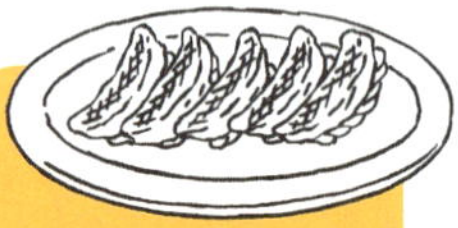

焼売 vs 餃子

⇩

A.餃子

ここがズルい

・蒸し料理より油で焼くほうが、足し算食べでは◎！

餃子と焼売の大きな違いは、餃子は油で焼くことが多く、焼売は蒸されることが多いという点です。この調理法の違いに注目してみましょう。

どちらも薄い皮で包みますが、皮は炭水化物の食材。血糖値は急激に上がります。**血糖値を上げにくくする方法は、油で焼いたり揚げたりすることです。**皮に油が浸透するので、血糖値が上がりにくくなり、腹持ちが良くなります。

餃子は、油で焼いてから水を加えて蒸し焼きにし、水分を飛ばして加熱します。皮の表面にはしっかり焼き色がつき、皮に油が浸透しています。皮の水分が油に入れ替わっているのです。しかも、皮の表面はパリパリしていて、噛み応えもアップ。焼売より食べる時間がかかります。

これまでのダイエット法だと、「蒸し焼き料理は油を使わないのでカロリーが低く、ダイエットにオススメ」としているものが多くありました。

私の足し算食べは違います。**腹持ちの良さを考慮に入れるので、多少カロリーが上がっても、油を使ったほうが良いのです。**

焼肉を野菜で包んで食べるように餃子や焼売も「包み食べ」で噛み応えアップ！

焼肉屋さんでは、葉もの野菜を一緒に注文して食べることはありませんか？
この方法、焼肉だけではもったいない！
いろんな食材を「包み食べ」して、食感も楽しみませんか？

餃子と焼売、どちらも似たような中華の点心ですね。そのまま食べてもおいしく、ご飯に合うのですが、これらをより腹持ちの良い足立流「足し算食べ」にするアイデアがあります。それは**「野菜に包んで食べる」こと。**

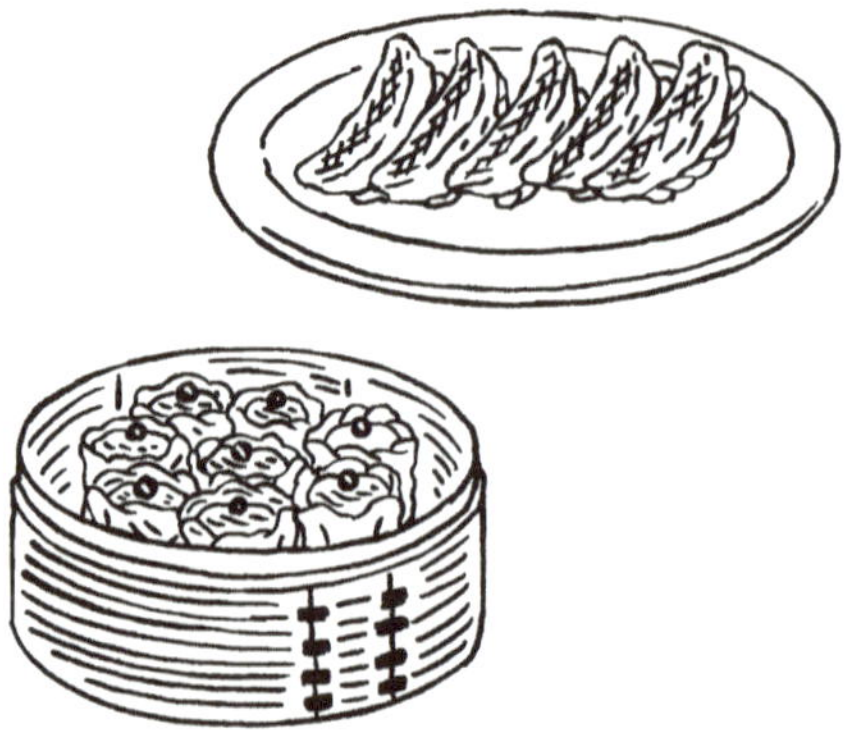

焼肉屋さんに行くと、サンチュやエゴマ、サニーレタスなどの葉もの野菜があり、焼いた肉をこれに包んで食べます。この方法は、噛み応えがアップして、ビタミンも損なわずに、食物繊維も摂れるオススメの食べ方です。

餃子や焼売も野菜を使った「包み食べ」を試してみてください。

特に焼き餃子は、油で焼いた皮がパリパリしていて、サラダにトッピングされる「揚げワンタン」みたいな食感。パリパリ感が楽しくなり、おいしくいただけると思います。

自宅だとこの方法がいろんな料理で楽しめますが、中華料理屋さんでは、料理を包む葉もの野菜を置いてある店はほとんどありません。

そんなときは、**生野菜サラダをプラスで注文します。**千切りキャベツやにんじん、トマト、キュウリなど、包むことはできなくても、生野菜と一緒に食べれば、食物繊維は少なくても似たような効果が得られます。

餃子定食を頼むと、ほんのわずかな生野菜がついてくることもあります。でも、これでは量が少な過ぎ。奮発してサラダや野菜炒めを追加しましょう。

最初はご飯を食べずに餃子とサラダや野菜炒めを一緒に食べ、3分の2まで食べたところでご飯も一緒に食べると「炭水化物の後食べ」になり、腹持ちも良くなります。

057

食べるならどっち？

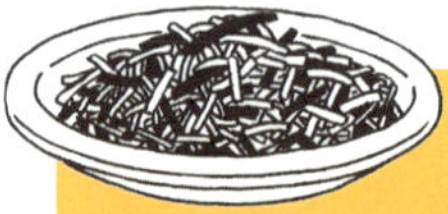

青椒肉絲

VS

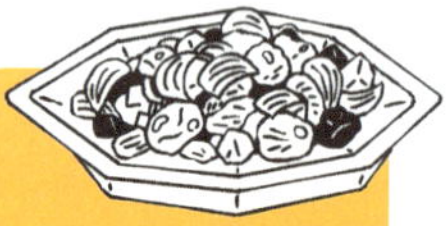

酢豚

A. 青椒肉絲

ここがズルい

酢の健康効果より、砂糖なしのほうを選ぶ！

酢豚は青椒肉絲に比べ、肉に小麦粉をしっかりとまとわせ、油で揚げます。そして、野菜とともに、とろみのついた酢入りの中華あんに絡ませます。

「酢は健康に良い」といわれ、食酢の健康効果はいくつか明らかにされつつあります。

しかし、酢豚には酢の健康効果を帳消しにするほどの「台なし効果」があります。**それは、たっぷりの「砂糖」と「とろみ」。揚げた豚肉と野菜に絡ませる甘酢中華あんです。**この中に含まれる砂糖と水溶き片栗粉は、どちらも糖質です。特に砂糖は大さじ1程度、酢と同じ量入っているのです。これが血糖値を急上昇させます。

青椒肉絲も合わせ調味料の中に砂糖を加える場合がありますが、加えてもせいぜい大さじ4分の1杯程度。酢豚に比べれば圧倒的に少ない量です。しかも、青椒肉絲にはピーマンやタケノコなど、細切り野菜がたっぷり使われています。

青椒肉絲は野菜が主役といえる野菜量。しかも、シャキッと歯ざわり良く炒めているので、噛み応えがあります。

甘酢は血糖値を上げるけれど炒め物などに酢をプラスするのはオススメ！

中華料理を食べるときに大さじ1杯の酢をプラスします。

熱々の料理に加えると酸味が飛んでさわやかな料理になり、2種類の味に。食べている途中に加えます。

酢豚の甘酢あんは、血糖値を急上昇させますが、主犯は砂糖と水溶き片栗粉のとろみです。「甘酢」の酢には何の罪もなく、本来はオススメの調味料のひとつともいえます。

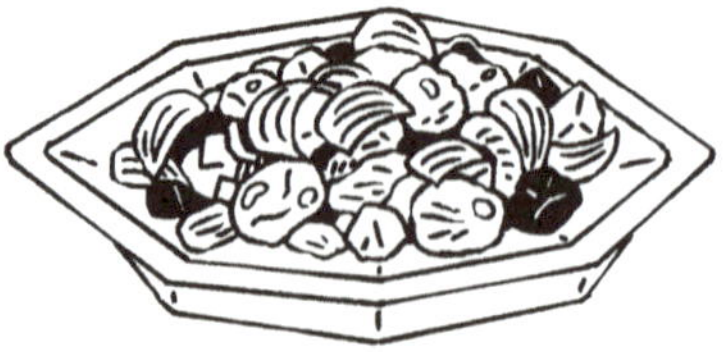

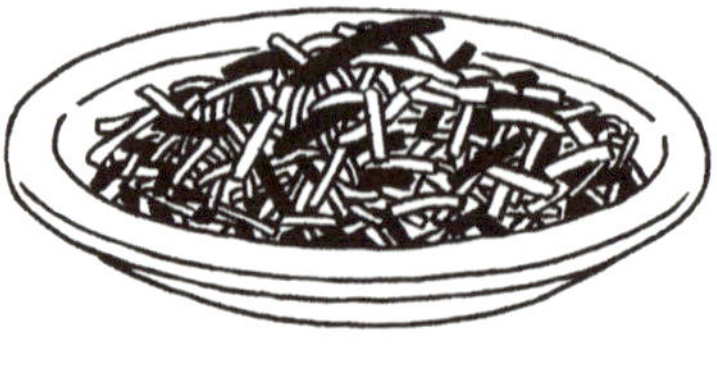

中華料理を食べるときに試してほしい「足し算食べ」は酢を加える方法です。酢は食後の血糖値の上昇を緩やかにしてくれる味方です。

料理に大さじ１杯くらいの酢をかけます。中華料理店には多くの場合、卓上に酢が置いてあります。餃子のタレを作るためにしょうゆやラー油と並べて置いてあるのですが、これを料理にかけるのです。

青椒肉絲など炒め物の定食なら、青椒肉絲に一回し程度、セットでついている中華スープにも一回しすると、合わせておおよそ大さじ1杯程度になります。このくらいで十分な量です。

炒め物やスープなど、熱々の料理に酢を加えると、酸味がある程度飛んでうま味が残り、さわやかになっておいしくいただけます。特に炒め物や揚げ物などの油を使った料理は、酢との相性がバッチリです。

料理が運ばれてきても、いきなり酢をかけるのはNG。**最初の一口はお店が作った味をそのまま味わいましょう。**料理人が作った料理の味を味わうことなく、いきなり酢をかけるのは無礼です。また、食べている途中にかけることで、味の変化も楽しめますから、飽きることがありません。

058

食べるならどっち？

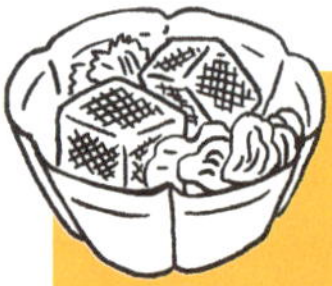

肉豆腐

VS

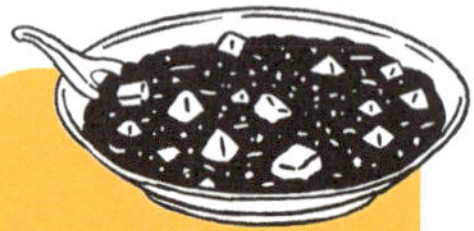

麻婆豆腐

A.麻婆豆腐

ここがズルい

「ヒーヒー」いってしまう辛みが時間をかけて食べることにつながる

肉豆腐は油を使わず、甘辛の煮汁で肉と豆腐を煮込みます。麻婆豆腐は、挽き肉などをたっぷりの油で炒め、豆板醤で辛めに調味しスープを加え、豆腐を煮込みます。油を使わない肉豆腐のほうがヘルシーだと思われがちですが、**砂糖を加えて煮込んだ肉豆腐は血糖値を急上昇・急降下させる、腹持ちの悪い料理です。**

麻婆豆腐の砂糖の使用は隠し味程度で、カプサイシンの辛さがメインです。**熱々の豆腐料理で辛いと、「ヒーヒー」「ハーハー」といいながら時間をかけて食べるでしょう。**よくいわれる辛さの元のカプサイシンのダイエット効果というより、辛さのせいでゆっくり食べることになるためと、油が多いので、血糖値の上昇・下降が緩やかになり、腹持ちが良くなるというわけです。塩味が効いていないので、ご飯がなくても気になりません。

カレーも、しっかり辛いものならばゆっくり食べることになり、同様の効果が期待できます。さらっとしたタイやインドのカレー、スープカレーなどのほうが、小麦粉の糖質がないので良いでしょう。カレーの問題は、ご飯の後食べが難しいことです。

甘辛和食を、満足感そのままで健康的に楽しむコツ

ヘルシーなイメージの和食ですが、調味料には砂糖や塩を意外と多く使っています。今の時代で和食を食べるなら、もっと薄味にして、本当に健康を考えた料理にしませんか？

和食はヘルシーな料理と思われがちですが、実は甘辛な調味が多く、問題を抱えています。**「甘」「辛」な味つけは、甘味とともに塩分量が増え、高血圧の元になります。**さらに、砂糖は血糖値を急上

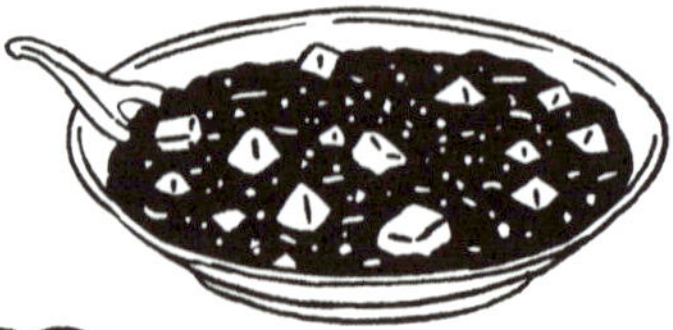

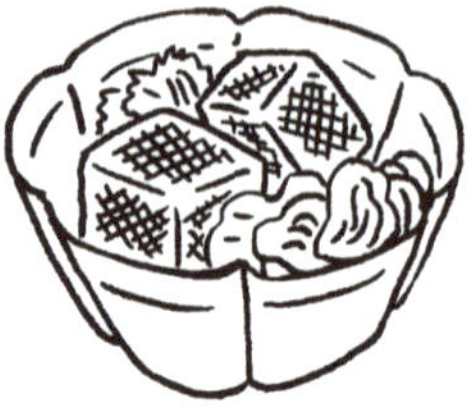

昇させるのです。

私は実験のために、毎日血糖値を測定していますが、和食は血糖値を上げることを確認しました。**その主な原因は、砂糖を使った甘辛な調味法にあると考えています。**砂糖を使う料理は小鉢の一品までにし、後食べをすることです。

甘い味つけ、塩辛い味つけは白いご飯に合いますし、食欲を増加させます。和食をもっとヘルシーで健康的な料理にするために、砂糖や塩の量を調整しましょう。

まずは塩。オススメの使い方は、**岩塩を最後にかける方法**です。最初から塩で味つけするのではなく、調整に使います。また、ハーブなどの香辛料が入ったものを使うのも、少量で味が締まります。焼き魚のときは、片面にだけ塩を振ります。香辛料と一緒に焼いたり、食べてみて味が薄いと感じたら、レモンやバルサミコ酢をかけましょう。

次に味噌ですが、**味噌で煮込むのではなく、最後に入れるようにしましょう。**また、減塩味噌だけでは味が物足りないという方も、普通の味噌と減塩味噌を合わせて「合わせ味噌」にすると、おいしく食べられるでしょう。

みりんは砂糖と同じ糖度があるので、砂糖の代わりにはなりません。**天然ダシのうま味を利用して、味を調えましょう。**

059

食べるならどっち？

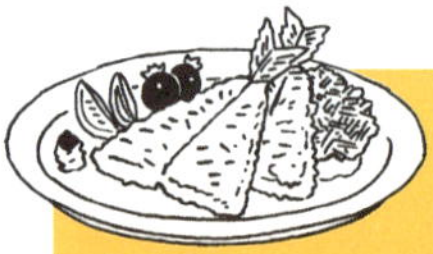

フライ

vs

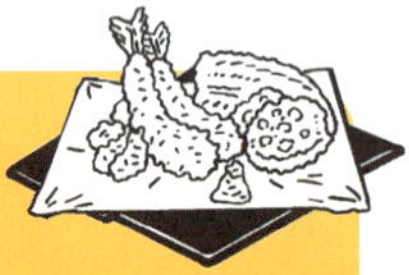

天ぷら

⇩

A.フライ

ここがズルい

フライは少ないカリカリ衣
天ぷらの衣は見栄えは良いが糖質過剰

天ぷらの場合、油の鍋に投入した後、さらに菜箸で衣をすくい、揚げている天ぷらにかけているのを見たことがありますか？　揚げ上がった天ぷらは見栄えはしますが衣がたっぷりついています。衣の材料は小麦粉と水と卵が基本。**たっぷりついた衣には糖質もたっぷり含まれているというわけです。**

しかも揚げ油もたっぷり吸い込んでいます。「ダイエットには油が必要」と謳っていても、過剰な量の油が良いわけがありません。あくまで油は、次の食事を腹ペコ状態で迎えないための、腹持ちを良くする道具。**「足し算食べ」といっても、摂り過ぎて良い食材など、この世にはありません。**天ぷらを食べるなという意味ではありません。食品についてよく理解した上で楽しみましょう、ということです。

フライは、薄くまとった衣のパン粉がサクサク、カリカリ。天ぷらもフライも、高温の油を使った熱々料理ですが、フライのほうが、カリカリの衣で噛み応えがあるため、食べるのに時間がかかりそうですね。

衣が少ないフライを選ぶ 天ぷらを食べるなら衣の量と油に注意して

揚げ物をするなら、コツを押さえておいしく、しかも油の吸収率も下げる方法を知っておきましょう。

「食べてはダメ」ではなく、食べ方・調理法を工夫すれば良いのです。

天ぷらもフライも、適温の油でカラッと上手に揚げると、衣の吸収率が下がります。しかもサクサク。外食でこれらを食べるときは、腕のいい職人さんのいるお店を見つけて楽しみましょう。

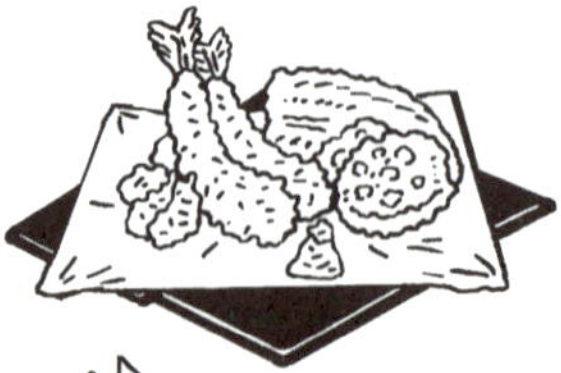

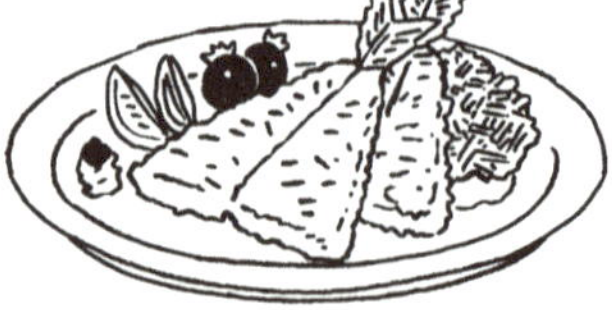

外食でフライを食べるときは、どんな揚げ油を使っているかがわかるといいですね。

どちらかを選ぶならフライがオススメですが、もし天ぷらを食べるなら、衣の量と油の種類に注意します。**できれば衣が薄く、不飽和脂肪酸の豊富な植物油で揚げているお店を選びましょう。**

自宅で揚げるときは、衣を少なくすること、油の質に配慮すれば、天ぷらでも大丈夫です。

脂肪酸の種類

不飽和脂肪酸	一価不飽和脂肪酸	**オメガ9系**	オリーブ油、キャノーラ油、サラダ油、牛肉、豚肉など	酸化しにくい性質があり、コレステロールや中性脂肪といった脂質が、活性酸素によって酸化される過酸化脂質になりにくい。摂り過ぎると肥満の原因に。
	多価不飽和脂肪酸	**オメガ6系**	大豆油など	血液中のコレステロールを減少させる作用を持つ。摂り過ぎると、血液中の余分なコレステロールを肝臓に運ぶ役割のHDLコレステロールを減少させる。
		オメガ3系	マグロ、サンマ、サバなど魚類の油脂、エゴマ油、しその実油など	中性脂肪を減らし、HDLコレステロールを増やす作用がある。非常に酸化しやすい。血流を良くし、免疫力が低下するのを防ぐ。

飽和脂肪酸	ステアリン酸 ミリスチン酸 パルミチン酸	ラード、バター、やし油、牛肉、豚肉など	油脂や乳製品に多く含まれる。体内で合成されるコレステロールの原材料として使われる。
	中鎖脂肪酸	ココナッツオイル、パームオイルなど	水に溶けやすい、そのまま門脈の血液中に取り込まれて全身に回り、効率良いエネルギー源となる。胃に負担をかけず、体脂肪になりにくい。

060

食べるならどっち？

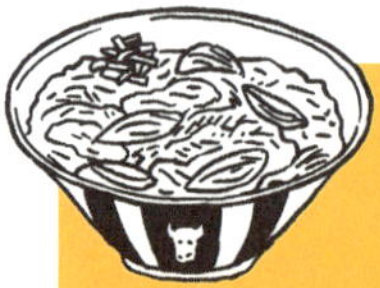

牛丼

vs

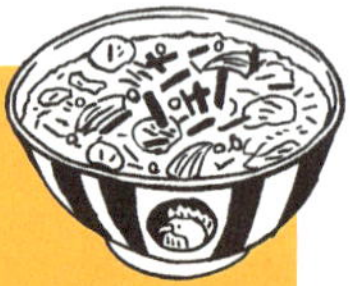

親子丼

A.親子丼

ここがズルい

卵は栄養たっぷりで血糖値を上げない優秀食材

親子丼と牛丼、食べ比べてみましたが、大手牛丼チェーンは、タレがさつめで塩分が多く感じました。市販の「外食のカロリー・塩分早見表」を見ると、どちらも3～4g。塩分量はあまり変わりなく、どちらも多いといえます。**これに味噌汁をつけたら、1食だけで1日分の塩分摂取量になります。**

牛丼は、牛バラ肉の脂、すなわち飽和脂肪酸がたっぷり溶け込んだタレがご飯いっぱいに染みています。この甘辛ダレはご飯が進んでしまう味です。

親子丼は鶏肉とネギを溶き卵でとじます。**卵はたんぱく質が豊富で脂肪酸のバランスも良く、ビタミンC以外のほとんどのビタミンが含まれている優秀食材です。糖分がほとんどないので血糖値も上げません。**具材のボリュームがあり、腹持ちの良い一品です。

タレの染みた丼物のご飯というのは、どちらもあまり噛まずに食べてしまうので、腹持ちは悪く、オススメできません。食べるなら、上のおかずを3分の2食べてからご飯を食べるように意識しましょう。

牛丼を食べたければ「足し算食べ」でひと工夫

ランチの味方ともいえる牛丼。そのまま食べるのは健康的とはいえませんが、「食べてはダメ」とならないのが足し算食べの良いところ。４つの工夫をご紹介します。

一時期ほどではありませんが、今でもファストフードはどこも激安競争！　学生や家族のいるサラリーマンなど、少ない昼食代に四苦八苦している彼らにとって、牛丼は命綱といっても過言ではなく、幅広い年代に人気があります。

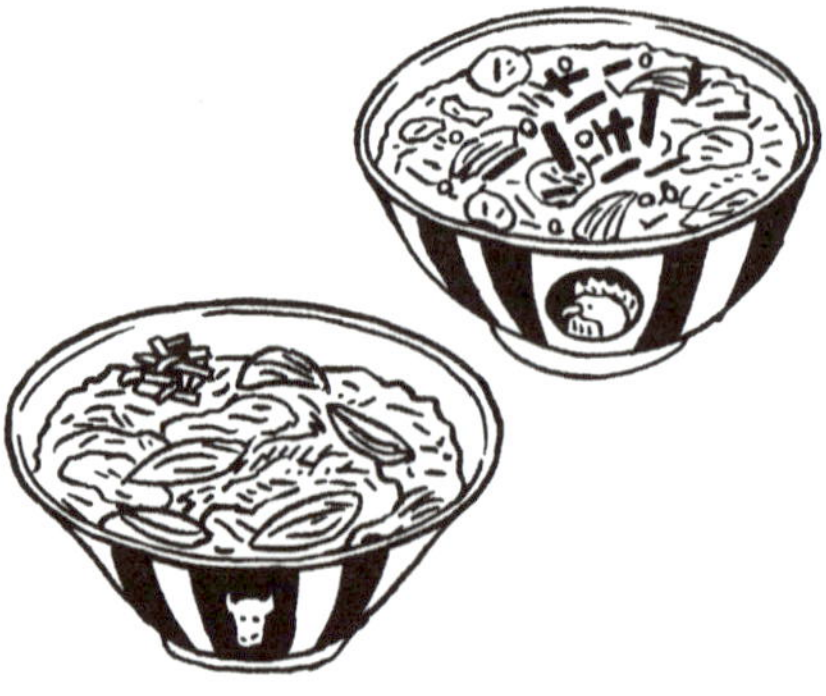

しかし、**牛丼のタレには塩分と飽和脂肪酸がたっぷり含まれています。**タレが染み込んだご飯がおいしいのはわかりますが、健康にも良くないし腹持ちも悪いので、夕食のドカ食いにもつながりかねません。

私の考える、丼チェーンでの4つの工夫を紹介します。

①**牛丼を頼むとき、「ツユ抜き」と注文。**牛丼の具材を乗せるとき、煮汁（ツユ）をよく切ってからご飯に乗せてもらいます。追加料金がかからない、塩分・脂分のカット方法です。

②**「牛皿」と「ライス少なめ」を注文。**これだとツユがご飯にまったくかからないうえ、ご飯が少なめなので、塩分・脂分・糖質のカットになります。値段は牛丼を頼むのとさほど変わらないチェーン店がほとんどです。

③**生野菜サラダを追加注文。**牛丼屋の生野菜にどれくらいビタミンが残っているのかはわかりませんが、噛み応えがありますから、牛丼と一緒に食べると多少腹持ちが良くなります。ただし、サラダ代はかかりますね。

④**生卵の追加注文。**生卵を溶いて牛丼にかければ、たんぱく質と脂分が増えます。これら4つを組み合わせながら注文すれば、牛丼ライフも楽しめるのでは。

061

食べるならどっち？

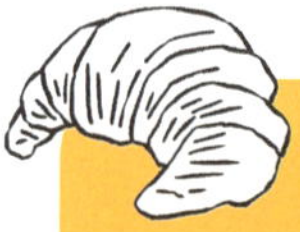

クロワッサン

VS

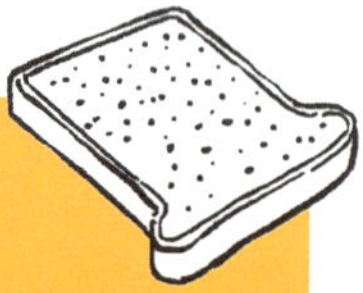

食パン

⇩

A.クロワッサン

ここがズルい

バターたっぷりのクロワッサンは腹持ちが良いが、食べ過ぎに注意

パンは炭水化物ですが、食べるなら、バターがたっぷりのクロワッサンがオススメです。材料は小麦粉などのほかに、牛乳や砂糖、卵、バターが使われています。**油脂がしっかり入っているので、腹持ちの良いパンといえます。**間にハムやチーズなどを挟んで食べてもいいですね。

ただし、クロワッサンはまわりがサクサクで中身がふわふわ。とても軽い食感なので、ペロリと1個食べられてしまうので、食べ過ぎに注意しましょう。

一方の食パンは噛み応えがなく、小麦粉と塩・水・イーストのみで作られています。カロリーは低いのですが、そのままでは炭水化物だけの食べ物になってしまいます。**バターを塗ってトーストにしたり、ココナッツオイルを塗るなど、油を足し算するようにしましょう。**

パンが好き、という人は多いものです。我慢ばかりせず、ズルイ食べ方ができるパンの種類を選んだり、足し算食べすると良いでしょう。

クロワッサンを食べるなら具材をたくさんサンドしてボリュームアップ

パンは食べてはダメ？
そんなことはありません。
困ったときは足し算食べ。
この方法は、主食を食べるときに常に採用したいものです。

クロワッサンと食パンを選ぶなら、油が入っていることや腹持ちの点から「クロワッサン」というこたえを出しました。ダイエットしたいけど、パンが好きで我慢したくない、という人もいます。

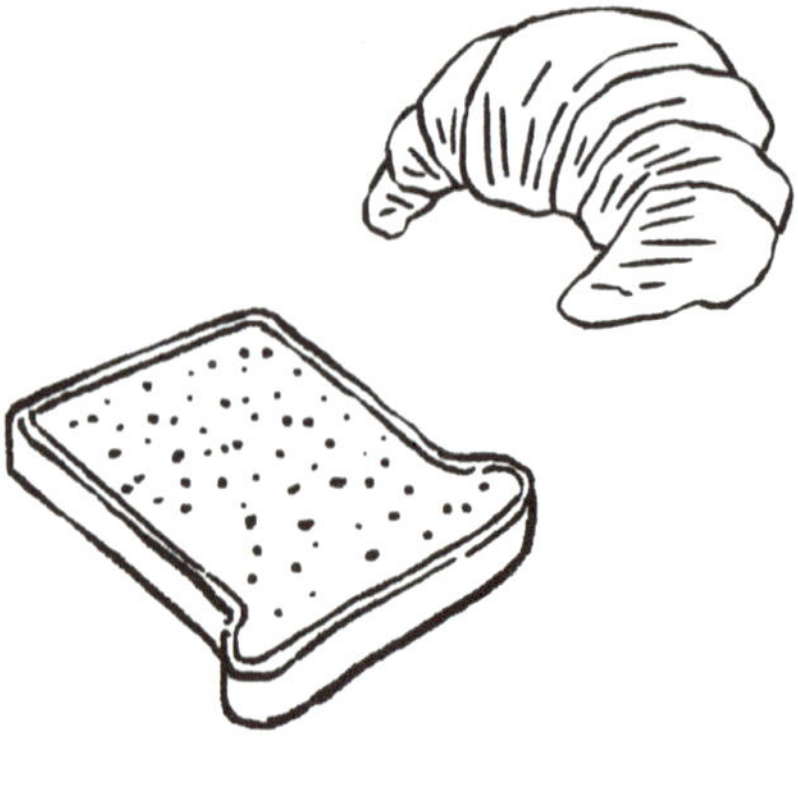

パンだけなら炭水化物ですが、足し算食べをすればいいのです。

クロワッサンは、**たとえばハムやチーズ、卵などを挟んだ、クロワッサンサンドイッチにしてみましょう。**これで噛み応えはアップしますし、たんぱく質もしっかり摂ることができます。サラダチキンのマヨネーズ和えなどを挟んでもいいですね。食パンもたくさん具材を挟んだサンドイッチにしましょう。

挟んで食べなくても、一緒に食べるおかずを充実させるのが一番。朝食であれば、ハムエッグやサラダ、野菜スープなど、ほかのおかずを先に食べてからクロワッサンを食べるようにします。**クロワッサンだけを食べ過ぎないようにおかずを足し算すること。大切なのは単品にしないことです。**

パンやご飯、麺類などの主食は、おかずに何を食べるかによって、腹持ちや塩分量などが大きく左右されます。ぜひ、主食ばかりにならないようにたんぱく質、野菜、油がある食事かを見直してみましょう。

また、フランスパンは薄い塩味なので、いろいろなおかずとの相性が良いパンです。バターやジャムを塗るより、**オリーブオイルやココナッツオイルをつけて食べるのがオススメ。**油を足し算することで、より腹持ちが良くなります。

062

食べるならどっち？

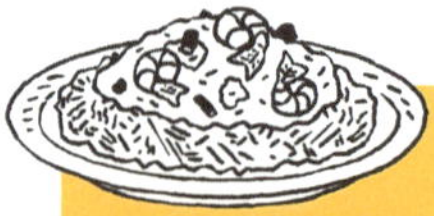

かた焼きそば

vs

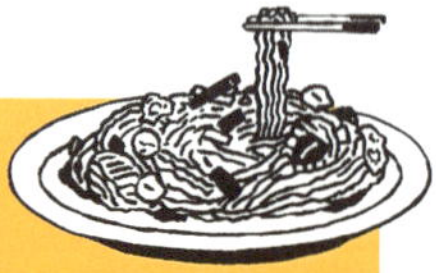

焼きそば

⇩

A. かた焼きそば

ここがズルい

噛み応えバッグンのかた焼きそばは肉や野菜も合わせて摂れる料理

パリパリに揚げたかた焼きそばは、油を含み、噛み応えもバッグンで、麺類のなかでも腹持ちが良い麺といえます。チンゲン菜などの野菜やエビ・イカなどの魚介類、しいたけなどのきのこ類、さらに豚肉がたっぷり入ったあんかけは、見た目だけでなく、ボリュームも満点の一品です。

熱々のあんかけを先に食べるようにし、後半で麺と絡めて食べれば、一口食べるのにも時間がかかり、腹持ちも良くなります。

普通の焼きそばは、わずかな豚肉と少しのキャベツやもやし、にんじんなどと炒めた麺。全体のバランスとしては、麺の糖質に偏っています。あっという間にすすって食べ終わってしまいませんか？

どちらも油を使っていますが、麺の噛み応え、具材の噛み応え、ともにかた焼きそばに軍配が上がります。

中華料理店で食べる焼きそばは、家庭で作るものと違って太麺で噛み応えがあったり、海鮮たっぷりなものなどもありますので、そのようなものを選んでもいいですね。

焼きそばを食べるなら足し算焼きそばに味つけに酢とオイルをプラスしても

「糖質制限」の敵と思われている麺類ですが、「炭水化物の後食べ」にすればNGではなくなります。ほかの食材とのバランスを考えながら、油と酢を上手に使うことがポイントです。

焼きそばを食べるなら、中華料理店のように具材を大きめにたっぷり入れ、麺だけを食べていることにならないような、**「足し算焼きそば」を作りましょう。** **肉や魚介類など、たんぱく質を意識して入れるといいですね。**

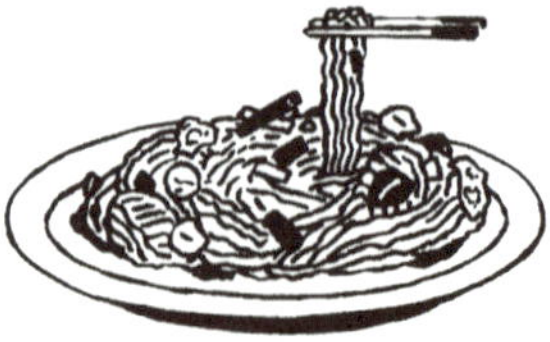

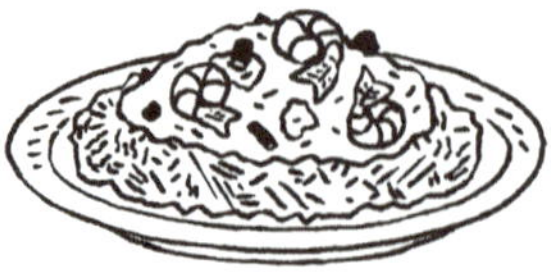

具がたっぷりの焼きそばなら、先に具材から食べ始め、「炭水化物の後食べ」ができます。それより焼きそばの前に、緑黄色野菜の多いサラダや炒めものを食べるのも良いでしょう。

かた焼きそばには酢とからしをかけるのがスタンダードですが、あっさり味の長崎の皿うどんには、ウスターソースをかけるのがスタンダード。どちらをかけるか、ということであれば、酢がオススメです。**酢は血糖値を上げにくいので、糖質のものと組み合わせると良いでしょう。**

さらに、マイオリーブオイルやエゴマ油を持参して、大さじ1杯かけると、食後血糖がより上がりにくく、腹持ちが良くなります。

また、同じ麺類を見ていくと、中華麺やパスタは強力粉が使われており、そばに比べて血糖値の上昇がわりとゆっくりになるという研究があります。

パスタは油を麺にからませて食べることが多いのも利点です。ラーメンは油をからませないので、太麺と細麺では、太麺のほうが噛み応えがあっていいですね。冷やし中華の場合は、エゴマ油やオリーブオイルなどを足すと、血糖値が上がりにくく、下がりにくくなり、腹持ちも良くなります。

063

食べるならどっち？

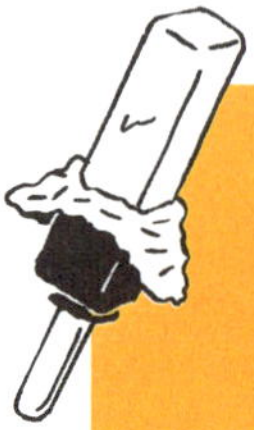

ラクトアイス

VS

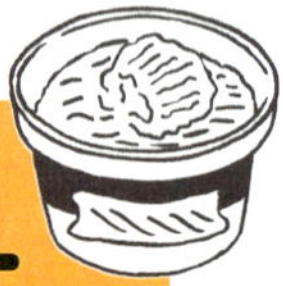

高脂肪アイス

⇩

A.高脂肪アイス

ここがズルい

乳脂肪分が多い濃厚なアイスクリームを食べよう

日本には、アイスクリーム類に関する国の省令や規約があります。アイスクリーム類は「乳固形分」と「乳脂肪分」の量によって、「アイスクリーム」「アイスミルク」「ラクトアイス」の3つに分類されています。

アイスクリームは乳固形分15％以上、うち乳脂肪分8％以上の高脂肪で、濃縮乳を使用したり、生乳をベースに生クリームを混合させたりと製法はさまざまです。アイスミルクは乳固形分10％以上、うち乳脂肪分は3％以上のものです。ラクトアイスは乳固形分3％以上で、乳成分・乳脂肪はとてもわずかです。**つまり、ラクトアイスは、砂糖と薄い牛乳を入れて固めたものともいえます。**

3つを比べたとき、オススメなのは高脂肪のアイスクリームです。間食として食べることを考えると、腹持ちの良さと食後高血糖をできるだけ抑えることが大切です。

こうして考えると、**ワーストは脂質の少ないシャーベット。**カロリーが低いので良いと思いがちですが、氷と砂糖は間食に向いているとはいえませんね。

冷凍庫で凍らせるだけで
おいしいおやつができる

シャーベットやアイスキャンディーより凍らせて食べるとおいしいものがあります。お土産でいただいた饅頭やカステラなどが戸棚に眠っていませんか?

夏の暑い日には、ソフトクリームやアイスキャンディーが食べたくなるものです。コンビニなどで売られているものを買って食べるのもいいですが、私が自宅で作っている、簡単でおいしい間食があります。

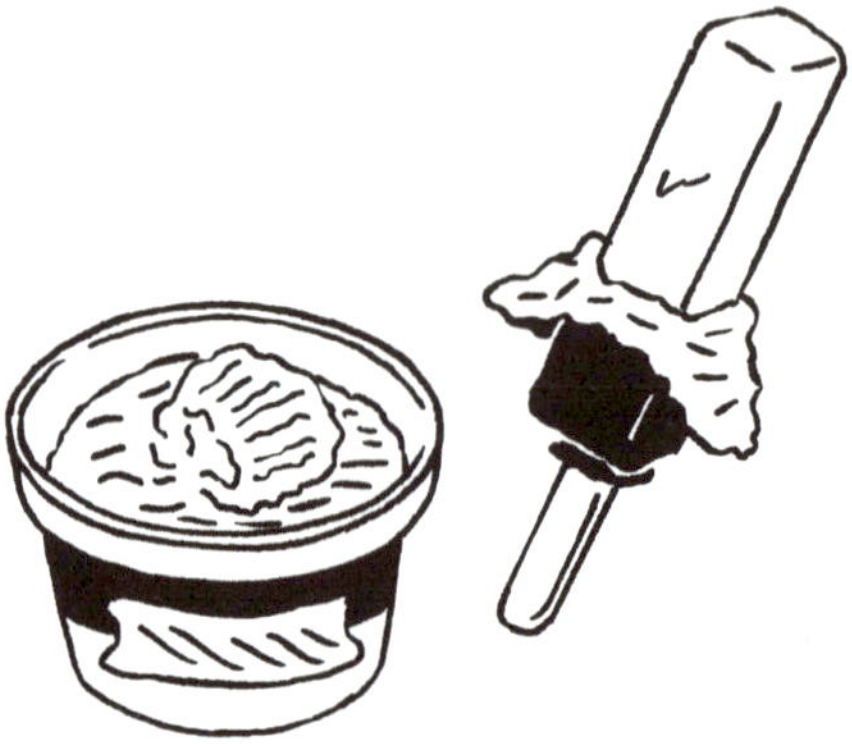

それは、**「甘いものを冷凍庫で凍らせる」**という方法のおやつです。アイスクリームを買ってこなくても、ひんやり冷たくておいしいおやつのでき上がり。いただきものの甘いものがあるときは、凍らせてみましょう。

私のイチオシは寒天。みつ豆用寒天を適当な大きさに切って凍らせるだけ。これがシャキシャキしたシャーベットみたいになっておいしくなります。これに凍らせた一口大のバナナやキウイを混ぜて食べれば、食物繊維が摂れるシャーベットです。

さらに、カステラも凍らせるとおいしくいただけます。一口サイズくらいに小さくカットして、ジップ式ビニール袋に入れて凍らせておきます。小さくすると、カステラのマイナス要因（炭水化物、砂糖たっぷり）も小さくなります。間食のときに1個取り出して食べると、常温のときよりも甘さが増しているのに驚きます。1本もらっても一気には食べきれずに困ってしまうことがありますが、凍らせれば賞味期限を気にしなくても良くなります。

アイスクリームを食べるときも、フルーツやナッツをトッピングするなど、足し算食べを活用しましょう。

第4章

今日から始める
足立式ズルイ食べ方

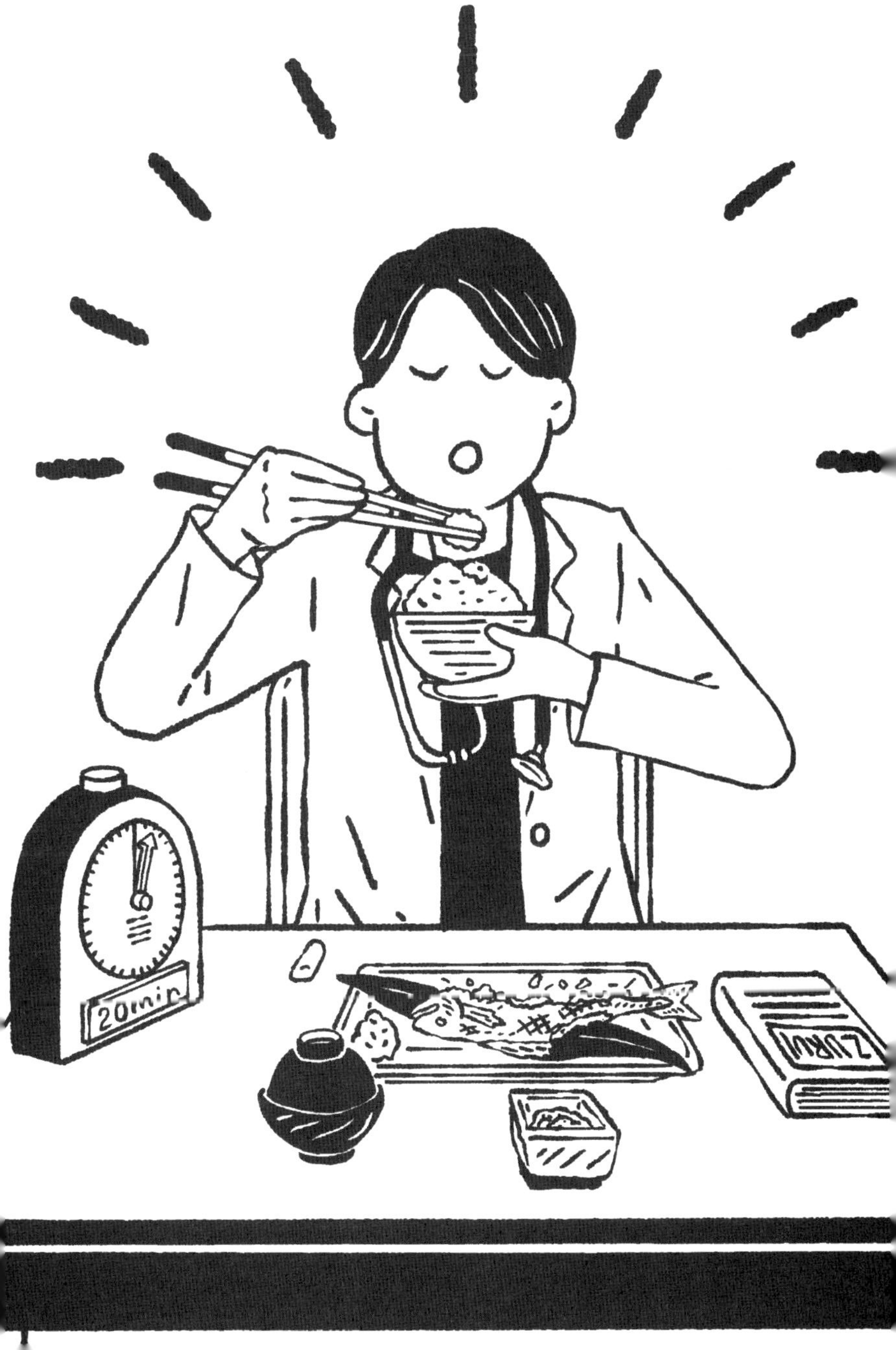
20min

064

食卓には料理と一緒にタイマーを置いて食べる習慣を

私はご飯を食べるとき、食卓にタイマーを置くようにしています。そして、20分にセットしてから食事を始めます。**時々タイマーに目をやりながら、20分かけて食事をとるようにします。**

ご飯をゆったり食べることが、腹持ちが良くなることにつながるのですが、食事に20分以上もかけるのは、なかなか難しいもの。ゆっくり食べているつもりでも、10分もかけていなかったりします。多くの日本人が、10～15分で食事を済ませているでしょう。

タイマーをセットしてそばに置いて食事をすると、料理の残りの量と残り時間との関係が一目瞭然なので、ペース配分がしやすくなります。

慣れてくれば腕時計や壁掛け時計を見ながらでも大丈夫ですが、単純に残り時間だけが示されるタイマーのほうが、「何時から食べ始めたんだっけ?」「食べ始めたのが○時○分だったから、○時○分でちょうど20分」などと食事中に思い出すこともなく、食事の邪魔をしません。食事をしていると、そんな単純なことでも、つい忘れてしまったりするものです。クッキングタイマーは、数字だけが表示されるような、機能の少ない、シンプルなものを選びます。

タイマーをセットして食べてみて気づくのは、**時間をかけにくい料理はなんといっても麺類だということ。**冷めないうちに、麺が伸びないうちに食べないとおいしくありませんし、噛み応えがない分、すぐ飲み込めてしまい、時間がかけられないのです。チャーハンやカレーライス、丼ものなどの単品料理も同じく時間をかけにくい料理です。

やはり、**時間をかけやすいのは定食もの。さまざまなおかず、汁物もあるので、時間の調整がしやすいのです。**このときには炭水化物の後食べも忘れないように。

回転寿司も、回っている寿司ネタを選びながら食べるので時間をかけやすいかもしれませんが、酢飯に混ざっている寿司酢の中には砂糖が結構入っています。砂糖は血糖値を急上昇させやすいので、腹持ちが悪くなります。

回転寿司を食べるときには、刺身や魚のアラ汁を先に食べてから、脂の乗ったネタ（中トロ、ハマチ、サバ、うに、いくらなど）を食べ始めるのが賢明です。シャリは少なめに。

065

とんかつ屋ではご飯は少なめキャベツをお代わりしよう

とんかつは、外側の揚がった衣に植物油がついていて、サクサクとした食感は噛み応えもあり、腹持ちの良い料理のひとつです。

さらにとんかつ屋さんでは「キャベツ、味噌汁お代わり自由」というサービスをやっているところが多くあります。**そういったサービスをしている店では、ぜひキャベツのお代わりをどんどん頼みましょう。味噌汁はお代わりしなくて良いです。**

とんかつ屋さんにあるキャベツの千切りに、さほどの栄養があるとは思えませんが、〝時間をかけて食べる〟という目的であれば、十分役割を果たしてくれる食材です。ご飯を後食べすると、味のあるおかず以外の箸休めが欲しくなるので、とんかつ×キャベツのコラボレーションはご飯の後食べが苦にならないんです。タルタルソースやドレッシングをかければ、腹持ちが良くなります。

ちなみに足立流の食べ方は、**料理が届いたら、とんかつと千切りキャベツ、味噌汁を一緒に、ゆっくり食べ始めます。**まだご飯と漬物には手をつけません。

まずは**「とんかつに一点集中」。メインに絞って余計なものを食べないので、そのもののおいしさをより味わえるはずです。**

キャベツをお代わりしながらとんかつを食べ、味噌汁も飲んで、3分の2ほど食べ終えたら、ご飯に手をつけてOKです。「炭水化物の後食べ」です。漬物も一緒に食べながら、残りのとんかつも食べ終えます。お腹いっぱいになったら、ご飯は残しましょう。**残すのがもったいない！　と思う方は、最初に「ご飯は少なめで」と注文しておくと良いですね。**

とんかつに限らず、定食はおかずだけを3分の2をゆっくり食べて、そこからご飯を食べ始めます。ご飯の後食べはフライの定食、刺身定食なども同様に。血糖値の上昇は緩やかになりますし、腹持ちが良くなります。キャベツのお代わりはゆっくり食べるのを助けてくれる存在です。

これは、とんかつ以外にも使える手です。

普段の食事も、肉や魚とできれば緑黄色の野菜を組み合わせて食べると、ご飯がなくてもおかずが食べられ、野菜もたくさん食べられます。

066

飲み屋のサラダはドレッシングを別添えにオリーブオイルを注文する

栄養指導、食事アドバイスの専門家である管理栄養士たちが、外食についてよくいっていることがあります。

「外食は、味が濃過ぎ。塩分が多過ぎ」

販売されている味つけは、多くの人がおいしいと思う味つけになっているので、味がしっかりしたものが多いのです。

外食で特に気をつけたいのがサラダです。

外食続きのときでも、ヘルシーだからという理由でサラダを注文している人は多いでしょう。でも、そのドレッシングの塩分量を考えたことがありますか？　ドレッシングがたっぷりかかったサラダを食べて、「ドレッシングが辛いなぁ」と思ったことはありませんか。約大さじ1杯（15g）で食塩相当量は0・3〜1・0gくらいです。せっかくのヘルシーサラダも、ドレッシングのかかり方によって塩分たっぷりの不健康サラダになってしまいます。

料理店や飲み屋でサラダを注文するときは、ドレッシングをかけずに別添えにしてもらいましょう。

ドレッシングを別の器に入れてもらって、自分にとっての適量をかければ、辛くなり過ぎずに余分な量を減らすことができるので減塩になります。

そのドレッシングは使わずに、**一緒に頼んだ唐揚げなどの味の濃い料理とサラダを食べれば、さらに減塩になります。**

さらにサラダを注文したときは、一緒にオリーブオイルをお願いします。ドレッシングの代わりにオリーブオイルをかけて食べるのです。レストランでは調理にオリーブオイルを使っていることが多くありますから、「オリーブオイルを別にいただけますか」と聞いてみましょう。サラダとともに油も摂れるのでオススメの方法です。なるべくたっぷりかけてください。あとは塩・こしょうを使って調整します。

最初はお願いするのに勇気がいるかもしれませんが、ぜひ、トライしてください。外食で実践しやすいズルイ食べ方です。

067

大人が選ぶべきは「やわらかふんわり」より「噛み応えバッグン」料理

「好きな食べ物はハンバーグにカレーライス、それからミートソーススパゲティかな」

大人になっても、味覚が子どものまま。いつも同じものばかり食べているという人、います。こういった料理は、やわらかくて、たいして噛まずに飲み込むように食べられるものです。

食べ物の好き嫌いが多いのは、大人にとって、外食の選択に苦労したり、友人との食事だけでなく、接待など仕事上の人付き合いにも差し障りが出たりするなど、困ることはいくつかあるでしょう。

何よりも、栄養バランスが悪くなり、健康面が心配です。

やわらかいものばかり食べていると、食事時間も短くなるでしょう。その結果、血糖値の急上昇、つまり食後高血糖という問題も出てきます。**また、満腹感が少ないので、肥満の原因になりかねません。**

食の好みはその人の個性であり、尊重されるべきもの。ただし、その食の嗜好が原因で太ってしまい、今、やせたいと思っているのなら、「無理のない変革」を始めてみてはいかがでしょうか。大切なのは無理はしないということです。

それにはカロリー制限より、まずは、栄養バランスの改善や「噛み応えのあるもの」を食事に少しずつ取り入れてみましょう。食事時間が長くなり、血糖値の急上昇を防ぐことができます。

たとえば、ナムル、ゴボウやレンコンのきんぴら、にんじんやセロリのピクルス、タコやイカのマリネ、砂肝など。しっかり噛んで食べるおかずです。マヨネーズで和えてみたり、カレー粉を振ってみたりしてもいいでしょう。自分が食べやすいようにアレンジして構いません。**そこから少しずつ噛み応えのあるものの量とレパートリーを増やしていき、食事時間を長くしていくのです。**

やわらかい食べ物は卒業しましょう。大人はしっかり噛んで食べる、「噛み応えバッグン」料理を選びませんか。

068

大人は焼肉屋では カルビは少々ホルモンを多めに

皆さんは焼肉屋に行くことはありますか？

若い頃は、カルビなどの脂たっぷり肉が好きだったけれど、年齢を重ねて大人になると「脂がちょっと……」という方もいるでしょう。大人になったら、焼肉屋ではホルモン中心の注文がオススメです。

小腸（ヒモ）や大腸（シマチョウ）のほか、肝臓（レバー）、舌（タン）、頬（カシラ）、心臓（ハツ）、横隔膜（ハラミ）、第一胃（ミノ）、第二胃（ハチノス）、第三胃（センマイ）、第四胃（ギアラ）、子宮（コブクロ）など、内臓だけでなく正肉以外の肉全般がホルモンと呼ばれています。味も食感もカロリーも栄養的特徴もそれぞれ異なり、その豊富なバラエティが人気の秘密といえるでしょう。

正肉のカルビ（バラ肉）は、100g当たり517キロカロリー、たんぱく質11g、脂質50gで、ビタミンはあまり含まれていません。食べるなら2～3切れ程度にし、ヒレ肉にしましょう。

これに対して、ホルモンは下の表のようになります。

やわらかいカルビは少なめにし、ミノなどのホルモンは噛み応えのあるものを多くします。**飲み込むまでに時間がかかるので、少量でも満足感が得られ、腹持ちが良いのです。**お店の味つけによっては、アルコールが進むこともあります。味つけが控えめのお店を選ぶと良いでしょう。

いろんなホルモンの特徴を知って、上手に食べれば、ダイエットにもつながります。減量中だからといって食べたい焼肉を我慢するのではなく、たまには焼肉屋さんののれんをくぐって、おいしくダイエットに励みましょう。

（100g当たり）

ホルモン名	カロリー	その他の栄養素
ヒモ	287kcal	たんぱく質　9.9g 脂質　26.1g ビタミンB_{12}　20.5μg カリウム　180mg
シマチョウ	162kcal	たんぱく質　9.3g 脂質　13g ビタミンK　15μg
ミノ（ゆで）	182kcal	たんぱく質　24.5g 脂質　8.4g カリウム　130mg

069

揚げ物を食べるなら天ぷらよりフライ フライより唐揚げ、唐揚げより素揚げを選ぶ

おかずとして、おつまみとしても人気の揚げ物。カロリー制限をしているときは「食べてはいけないもの」と挙げられますが、ズルイ食べ方では食べてOKです。

揚げ物なら、どれを選ぶのがベストでしょうか。

和食の代表格でもある天ぷら。魚介や野菜を油とともに一緒に食べられるので、腹持ちの良い料理です。調理のときは、衣液にタネをつけ過ぎないように気をつけ、さっと通して揚げましょう。

天ぷらよりもオススメの揚げ物がフライです。揚げたてのフライはサクサクで、食べるのに時間がかかります。

フライよりオススメなのが唐揚げです。揚げたときに肉の油（動物性油脂）が外に出て、代わりに揚げ油（植物性油脂）と交換されます。

最も揚げ物としてオススメできるのは素揚げです。衣をつけずに揚げるので、素材その

ものと油を摂ることができ、余計な糖質はつきません。素材そのもののおいしさも味わえるので、揚げ物が食べたい！　というときは素揚げにしてみましょう。

油にもいろいろな種類があります。肉の脂やラード、バター、ココナッツオイルは飽和脂肪酸といい、酸化しにくく、常温では固まる油です。オリーブオイルや亜麻仁油、菜種油（キャノーラ油）は不飽和脂肪酸で、体内に蓄積しにくく、常温で液体の油です。

肉の脂は身体に悪い、ということもいわれていますが、コレステロールを下げる働きがある「リノール酸」「オレイン酸」は、牛や豚の脂にも含まれています。

そもそも毎食アブラこってりの食べ物を食べていない限り、油脂を日常的に摂り過ぎている状況にありませんから、心配し過ぎることはありません。油の種類を知り、効果的に使いましょう。

たとえば、エゴマ油や亜麻仁油、ＭＣＴ油は加熱に向かないので、サラダなどにそのまま使うのが良いでしょう。一方でオリーブオイルや米油は加熱に強いので、炒めものなどにも向いています。スーパーマーケットではさまざまな種類の油が売っていますので、ぜひチェックしてみてください。

070

焼き鳥注文の合言葉は「塩少なめ！」

焼肉屋さんや焼き鳥屋さんに入ると、多くの場合、味つけは「タレ」と「塩」の2種類があります。普段、どちらを頼んでいますか？

タレは、しょうゆと砂糖をベースにした甘辛の調味料を煮詰めたもの。塩は、表面に塩を振ります。

どちらかといえば、血糖値の急上昇を招くタレの注文はできるだけ避けたいものです。少し注文する分には構いませんが、甘辛のタレは食欲をアップさせますし、血糖値の上昇も引き起こします。

さらに塩を注文するときに、可能ならば「塩少なめ」と頼みましょう。素材そのものの味を楽しめますし、塩分少なめでも十分おいしいはずです。それができないときは、サラダや冷奴など、余計な味がついていないものや薄味のものを一緒に注文します。

「今日はタレで食べたい！」というときは、我慢することはありません。**注文時に、キャ**

ベツの盛り合わせや、焼きしいたけ、焼き野菜などを一緒に頼みます。塩味のない、あるいは薄いものと合わせて食べればOKです。焼き肉の場合は、焼き野菜を一緒に食べたり、野菜に巻いて食べたりします（詳しくはP79参照）。また、つけダレは使わないようにします。ご飯を食べ過ぎたり、アルコールを飲み過ぎないようにできます。

オススメの焼き鳥は砂肝です。どこのお店にも置いてあることが多く、コリコリした噛み応えがあります。噛むほどにおいしい味が広がるでしょう。また、焼き肉ならホルモン系を少し注文します。

焼き鳥は直火で下から炙り焼きする料理なので、余分な脂が落ちて「ヘルシー」な料理というイメージがあります。おつまみとしては十分な料理です。ズルイ食べ方理論でいうと、油を足して腹持ちを良くしたいので、**野菜炒めのような油を使った料理を一緒に頼むと良いでしょう。**

野菜炒めも、できれば「塩少なめ」で注文できるといいですね。

足立流の居酒屋でのズルイ食べ方やアルコールの飲み方はP114～119で紹介しています。

071

青菜を選ぶなら、春菊がイチオシ食材

青菜は、サラダや味噌汁、ちょい足しにもとても便利な、冷蔵庫にストックしておきたい野菜のひとつです。青菜の種類は、ほうれん草や小松菜、春菊などいろいろあります。

そのなかでも私のイチオシは「春菊」です。春に花を咲かすキク科の植物なのでこの名がつきました。関西では「菊菜」ともいいます。独特な香りも人気ですね。

青菜のなかでもほうれん草は、シュウ酸という成分の多い野菜で、これを摂り過ぎると尿路結石の原因になる可能性があります。ただし、シュウ酸はゆでるとゆで汁に溶けてしまうので、生食ではなく、ゆでたおひたしなどにして食べるのが良いでしょう。

春菊はシュウ酸が少ない青菜ですから、葉の部分をちぎって生野菜サラダにしてもおいしくいただけます。鍋に投入するときも、**ほうれん草と違って生のまま入れることができるので下処理が要らず、手軽です。ゆでておひたしやごま和えなどにするときも、ほうれん草のようにアクが出ないので、さっと湯がくだけで済みます。**このとき、硬めにゆでたほうがおいしいですよ。

春菊は、鍋に入れる野菜というイメージが強いので、つけダレのポン酢でしか食べたことがない方も多いかもしれません。クセのない野菜ですからそのまま食べてもいいですし、和食、洋食といろいろな料理に変身します。鍋料理以外にも使っていただきたい食材です。簡単な料理を一品ご紹介します。

豆腐と春菊のニンニクオイルサラダ

1 木綿豆腐の水気を切っておく。春菊は葉の部分をちぎる。クルミ（塩味のないもの）は粗みじん切りにする。ニンニクは薄切りにする。

2 木綿豆腐を大きめのさいの目切りにして器に盛り、春菊の葉を上から乗せ、クルミを散らす。

3 しょうゆ、もしくは酢じょうゆかポン酢を2にかける。

4 フライパンか鍋に1のニンニクとごま油を入れ、弱火で焦がさないように、ニンニクの香りが出てくるまで熱する。

5 ニンニクオイルを3の上に回しかけて完成。

072

フルーツを食べても糖尿病にはならない！オススメはりんごやキウイフルーツ

皆さんは普段、どのくらいフルーツを食べていますか？　毎日食後に食べているという人や、皮をむくのが面倒だからとまったく食べていない人もいるでしょう。フルーツは太るし、糖尿病になると聞いたからあまり食べないようにしている、という人もいるのではないでしょうか。

しかし、最近の研究で、フルーツの摂取は冠状脈疾患や脳卒中リスクや2型糖尿病のリスクを低減させる可能性があることがわかってきました。フルーツを食べている人のほうが動脈硬化を防ぐことができるということです。また、高血圧による病気のリスクも低くなります。

フルーツの果糖は血糖値を上げにくく、フルーツに含まれるビタミンB群は糖質をエネルギーに替えるサポートをする栄養素ですから、砂糖が含まれたお菓子を食べるよりもずっと健康的なのです。

フルーツのなかでも、キウイフルーツ、噛み応えのあるりんご、グレープフルーツやスウィーティーなどの柑橘系やベリー系がオススメです。

キウイフルーツは切ってスプーンですくって手軽に食べられますし、りんごはオールシーズン手に入れやすく、皮をむかずに食べることができ、値段も安定しています。ベリー系は洗ってそのまま食べられるものが多くあります。これまで手が伸びなかった人にも、これからはぜひ食べていただきたいと考えています。

もちろん、摂り過ぎれば悪い影響もありますが、そもそも日本人はフルーツの摂取量が少ないのです。日本でフルーツを摂取できている（1日200g以上）と思われる人は、全体の2割、20〜40代では10%未満です（平成26年 国民健康・栄養調査による果物摂取量）。これは世界的に見ても少ない摂取量といえます。毎日1〜2個食べたところで、食べ過ぎているということにはなりません。それにもかかわらず、「糖尿病になる。食べ過ぎないように」といわれているのは、おかしなことです。

第1章でキウイフルーツの足し算食べを紹介しましたが、ぜひ、食事や間食にフルーツを取り入れてください。「炭水化物の後食べ」をする際に使っていただいても構いません。

073

カラフル野菜を作り置きして、常備菜にしよう

スーパーマーケットの野菜売り場。最近は手に入る野菜の種類も増え、彩り豊かです。食卓でもさまざまな色の野菜を彩り良く組み合わせると、栄養面でも優れた料理になるといわれています。

どの野菜にどんな成分が含まれているかなどという知識を学ぶのは大変かもしれません。しかし、知識から入るのではなく、八百屋やスーパーでいろんな色の野菜を選ぶだけなら、簡単で楽しいうえに、栄養的価値の高いお買い物になると思います。

最近は、作り置きの「常備菜」が人気です。仕事や子育てで忙しいときも、週末など少し時間があるときに作り置き料理を作っておけば、すぐに一品追加ができます。

常備菜には、カラフルな野菜を使って作っておきましょう。揚げ物や炒め物など、色が少ない料理が主菜のときも一品足すだけで、食卓が華やかになります。

たとえば、カラフル野菜で、ラタトゥイユを作って常備菜にしておきます。冷たいまま

食べてもおいしく、肉や魚介などと一緒に炒め合わせるのもオススメです。他に、カット野菜を常備しておきましょう。

簡単！　ラタトゥイユ

1ナス、赤と黄色のパプリカ、ピーマン、ズッキーニ、玉ねぎ、エリンギなどを乱切りや輪切りなど、好みの切り方でカットする。ほかにも冷蔵庫に余り野菜があったら一緒に切っても良い。

2フライパンか鍋に薄切りにしたニンニクとオリーブオイルを入れ、弱火で焦がさないように、ニンニクの香りが出てくるまで熱する。

3フライパンに1の野菜を加え、中火にして炒め、油が回ってしんなりしてきたら、水煮缶のカットトマト（ホールトマトでも可）と塩を加え、時々ヘラで鍋底からこそぐように混ぜ合わせながら、トマトの汁気がなくなるまで煮込んで完成（ホールトマトの場合は鍋の中でヘラでつぶし切りにして煮込む）。

粉チーズを振ったり、バジルの葉を乗せたりしても良いですね。塩を使うのではなく、塩気のあるスープの素（コンソメなど）を使っても味の変化が楽しめます。

074

酢の物はアレンジしやすい！オリジナルの合わせ酢とフルーツで

酢の物はヘルシーというイメージがありますが欠点もあります。日本の酢の物というと、三杯酢などで和えるのが基本ですが、三杯酢の中に砂糖が含まれていることと、塩分も多めなこと、油が含まれていないことです。

そこで、ズルイ食べ方ができるオリジナルの合わせ酢を作ってみましょう。

酢は米酢や玄米酢、黒酢などを使います。ダシも昆布やかつおダシのほかに干しエビの戻し汁などを用います。

塩やしょうゆは控えめにして、油は植物油やごま油、オリーブオイルなどを加えます。こしょうやカレー粉、バジルやオレガノなどのスパイスやハーブを加えても個性的なものになります。しょうゆをナンプラーやニョクマム（ベトナムの魚醤）に替えると、エスニックな味つけになります。砂糖は使いません。

合わせ酢で和える材料も野菜だけでなく、エビやイカなどのたんぱく質を加えると良いでしょう。ゆでたり蒸したりしたときに出たゆで汁や蒸し汁を合わせ酢のダシにしても、うま味があっておいしいです。

さらに、すぐにできる「切り干し大根の酢の物」もオススメの一品です。作り方はとても簡単です。

ジップ式ポリ袋の中に乾燥したままの切り干し大根と酢、こしょう、オリーブオイルを入れて封をしておくだけ。切り干し大根が酢を吸って戻り、普段の切り干し大根と違っていつまでもシャキシャキとした歯応えが残ります。

これに、さっとゆでたモヤシやほうれん草、にんじんなどをプラスしてサクッと和えるだけで、ナムル風の酢の物にも変身します。オリーブオイルを加えたことで、糖分が入っていなくても、ツンとこないマイルドな酢の物になります。**酢があまり得意でない人でも食べられる酢の物なので作ってみてください。**

また、酢の代わりに甘味と酸味のあるフルーツを使う方法もオススメです。**グリーンキウイやパパイヤ、パイナップル、桃などはサラダに合います。**サラダにオリーブオイルをかけ、グアバとレモンのイチョウ切りを乗せたサラダはちょうど良い酸味があって、おいしいですよ。

075

ひじきを加えて噛み応えと食物繊維をUP!

ひじきは使い勝手が良い食材です。「噛み応え」があり、食物繊維、カルシウム、カリウム、ヨウ素を豊富に含んでいます。

ひじきは長時間煮るとやわらかくなってしまいますが、加熱時間で硬さを調整することができ、スーパーなどで市販されている惣菜のひじき煮は、十分噛み応えが残っています。

足立式ズルイ食べ方では、噛み応え重視。次のアイデアを参考にしてみてください。

【アイデア1】

炊き込みご飯を作るとき、お米の上に具材を乗せる際、さっと洗ったひじきも一緒に入れる。

【アイデア2】

小松菜やパプリカ、ゆでタケノコなどの野菜を細切りにしてごま油で炒め、ひじきを加えて混ぜ合わせる。

［アイデア3］
生野菜サラダとひじきをサラダボウルの中で混ぜ合わせる。

［アイデア4］
青椒肉絲を作る際、ひじきも一緒に加える。

［アイデア5］
カップスープの中に、ひじきも加える。

ひじきは塩分を考慮して、薄めに味つけすると、いろいろな料理に混ぜてもちょうど良い塩味になります。

2015年、文部科学省が発表した「日本食品標準成分表2015年版（七訂）」で、ひじきを加工する釜が鉄釜ならば、ひじき（乾燥）の鉄分は58・2mgですが、ステンレス釜の場合は6・2mgしかないと掲載されました。今日の生産工場はほとんどがステンレス釜ですし、これは乾燥状態で100g当たりの重量ですから、戻したひじきの鉄分はもっと少なく、ステンレス釜の場合は0・3mgです。

ただし、ひじきはこれまで紹介したようにアイデア次第でとても便利に使える、「足し算食べ」にもぴったりな食材です。噛み応えと食物繊維のアップにぜひ活用してください。

076

とろろや納豆などの「かき込み系」はご飯にかけずに食べる

白いご飯、あるいは麦ご飯の上に、すりおろした山芋にダシ汁と調味料を合わせて作った「とろろ」をかけてかき込む「とろろご飯」や「麦とろ飯」。ご飯の友である「納豆」は栄養価が高く、毎日食べている人もいるでしょう。

しかし、これらはスルスルとご飯がかき込める「かき込み系」で、あっという間に1膳を食べてしまいます。早食べは、血糖値が急上昇して腹持ちが悪い食べ方ですから、NGです。

そこで、こうしたかき込み飯に対する「ズルイ食べ方」の登場です。

とろろや納豆をご飯にかけるのではなく、小鉢料理の一品として、箸でいただく料理にアレンジしてみましょう。

ヌルヌルしたものを箸で食べるのには時間がかかるので、ゆっくり食べることになります。また、ご飯の上に乗っていないので、3分の2だけ納豆やほかのおかずを食べてからとろろをかけたご飯を食べ始めるなど、「後食べ」もある程度可能になります。

さらに、アレンジも可能です。とろろや納豆に、**同じネバネバ系のオクラやモズク、メカブなどを加えて混ぜ、マグロの角切りなどの魚介を和えます。**ネバネバなだけでなく、たんぱく質も一緒に摂れる、具だくさんな一品料理の完成です。量は多くなくて構いません。ヌルヌル・ネバネバを箸でいただくとなると、食べるのに時間がかかるでしょう。これが良いのです！

ヌルヌル、ネバネバ成分の正体は「ムチン」という物質。ガラクタンやマンナンなどといった多糖類が、たんぱく質と結合したものです。胃の粘膜を保護する機能や、肝機能を高める機能などがあるといわれています。積極的に摂りたいのですが加熱に弱い成分なので、あまり調理をせず、生でいただくのが一番良いでしょう。

ゆっくり食べられて、炭水化物以外の食材も混ざり、腹持ちの良い料理に大変身です。**「かき込み飯」を食べないのではなく、かき込まないで食べられる工夫をすればいいのです。**

077

スプーンを使って食べるのは今日で卒業!
カレーライスは箸で食べる

前ページでは、かき込み飯を食べるときに箸を使う方法をご紹介しました。

箸はかき込み飯のときだけでなく、普通はスプーンを使って食べるような料理のときにも使ってみましょう。食べるのが早い人には特にオススメの方法です。20分を意識して食べなくても、自然に食事の時間が長くなります。

私はカレーライスを食べるときも箸を使っています。スプーンで食べるよりももちろん時間がかかりますし、カレーを作る際にもサラサラのカレーではなくとろっとしたカレー、また噛み応えのある大きな具を入れるようになります。**食べ方だけでなく、作り方にも意識が向く、これがズルイ食べ方です。**

唐揚げもかぶりついて食べるのではなく、箸で小さく分けてから食べるようにします。上手く切り分けるためには、正しい箸の持ち方にもなります。一口サイズの唐揚げはそのまま食べてしまいますので、始めから大きめに作り、食べる際に切るという一手間があるといいですね。

大皿から料理を取るときも、スプーンでまとめて取るのではなく、箸を使ってひとつずつつかんで取るようにしましょう。

中華では、麻婆豆腐やチャーハンなど、洋食ではシチュー、パスタを箸で食べてみましょう。パスタでスプーンを使う人もいますが、箸だけだと、たくさん口に運べませんから、一気に食べることを防げます。

和食は箸で食べやすいものが多いのですが、茶碗蒸しで使ってみましょう。スプーンを使って食べると、飲み込むように食べてしまうのが、箸ならなかなかつかめず、かなり時間がかかると思います。

「箸を使うのなんて簡単！」という人は、逆にフォークとナイフを使って食器が綺麗になるように食べてみてください。箸を普段使っている人は、フォークを使ってご飯を食べるのは苦手、という人もいるでしょう。ですから、食べるのに時間がかけられるのです。上手に使って食べられるように練習してみましょう。

この方法は食後高血糖にならないだけでなく、食事のマナーとして、箸もフォーク＆ナイフもどちらも使えるようになります。

078

寿司屋に行ったら、刺身を食べてから迷わず高いネタを選べ

日本でも海外でも、お寿司は人気がある料理です。寿司酢には砂糖が入っているので血糖値を急上昇させやすいのですが、食べたいのを我慢する必要はありません。おいしさを楽しみながら健康・ダイエットにつながる寿司屋での食べ方を紹介します。

最初に注文するのは刺身です。脂の乗った値段の高いものから選んでいきましょう。お酒をちびりちびりといただきながら、一緒に食べて大丈夫。メニューの中に海鮮サラダ、天ぷらなどのサイドメニューがあったら、それも注文しましょう。

次に、お寿司です。**脂の乗った、高いネタから食べていきましょう。**脂の乗ったネタは、満腹感が得られて腹持ちも良くなります。もちろん、安めのネタのサバやイワシ、ブリもオススメです。

正しいお寿司の頼み方として「味の淡白なものから注文しましょう」と書かれた本もあります。味の濃いものから食べ始めると、淡白な味の繊細さがわからなくなってしまうか

らという理由です。**それに従ってもいいのですが、ズルイ食べ方の寿司の注文基準は「高いものから」あるいは「脂の乗ったネタから」です。**

シャリ（酢飯）が多いようでしたら、「シャリ少なめ」とリクエストしてみてください。たいていの場合、酢飯の量は3分の1くらいに減らしてもらえると思います。回転寿司でも融通が利くでしょう。

また、寿司屋にあるアラ汁はぜひ注文しましょう。寿司を食べる前に飲みます。アラ以外にも、野菜やこんにゃくなどが入っている場合があり、食べる汁ものになっています。さらに炭水化物量の多いガリは食べ過ぎないように。

魚の脂は、血管系の病気の予防につながるといわれています。DHAとEPAが主成分です。

DHAは不飽和脂肪酸の一種で、**血中のコレステロールと中性脂肪の低下作用、血栓の予防作用、抗アレルギー作用、抗炎症作用など**が報告されています。EPAも不飽和脂肪酸の一種で、**脂質異常症や動脈硬化の予防作用、血栓の予防作用、高血圧の予防作用など**が報告されています。

079

豚汁は汁物にあらず、立派なおかずと心得よ

豚汁は味噌汁などと同じように汁物として食卓に並びますが、これだけたくさんの具材が入ったものは、食べ応えがあり、もはやおかずと呼んでも良いくらいの一品です。豚肉に豆腐と油揚げ、ゴボウにこんにゃく、きのこ、にんじん、里芋、長ネギ、絹さやなどがたっぷり入って、たんぱく質も脂質も炭水化物、食物繊維、ビタミン、ミネラル、さまざまな栄養素がしっかり入っています。飲む汁物というより、「噛む汁物」「食べる汁物」ともいえます。

豚汁の良いところは、具だくさんであるところと、一杯のお椀の中にそれらの具を入れる分、味噌の量が少なくなるところです。豚汁と普通の味噌汁、見た目は同じ一杯のお椀でも、味噌の量が少ない分、塩分がぐっと少なくなります。

味噌汁の塩分をさらに減らす方法は、ダシを効かせることです。豚汁の場合、豚肉やゴボウなど、うま味やコクが汁の中に溶け出すような具材が多く使われています。しかもそ

れらが組み合わさって相乗作用を生み出しているので、**うま味とコクがしっかり効いていて、味噌の量をさらに減らしてもおいしく作ることができます。**里芋はできるだけ後半に食べるようにします。

豚汁と名づけられていても、実際は豚肉よりも野菜のほうが多く入っていますから、食物繊維が豊富な汁物です。

近年、日本人の食物繊維摂取量は減る傾向があって、1日あたり15gを割っています。本来、20歳女性なら目標量で17g、目安量で21gとされています（厚生労働省「日本人の食事摂取基準」より）。特に、ダイエット志向があって食事量を減らしている人は、より食物繊維の摂取量が減ってしまっているのです。本来ダイエットに向いているはずの食物繊維の摂取量が、ダイエットしたい人ほど減っているのは、皮肉なものです。ズルイ食べ方では意識して摂ります。

豚汁は、最初に主な具材をごま油で炒めてダシ汁を注ぎます。具材にも豚肉の脂と油揚げの油がありますから、油脂がしっかり入っています。豚肉と豆腐のたんぱく質もあり、そしてたっぷりの食物繊維。腹持ちが良いのは一目瞭然です。

080

肉じゃがは肉が多めでダシを効かせた〝肉〟じゃがに

和食の定番、肉じゃが。子どもから大人まで、人気のおかずのひとつですが、ダイエットや健康のことを考えると、ちょっと……という方はいませんか？

では、ズルイ食べ方について考えてみましょう。

まず、私が考える肉じゃがの欠点は次のようなものです。

【欠点1】

砂糖としょうゆがメインの甘辛の味つけがじゃがいもの中まで浸透しているので、「炭水化物（じゃがいも）＋炭水化物（砂糖・みりん）」で、腹持ちが悪い。糖質もたっぷりに。

【欠点2】

これをおかずにご飯を食べると、「炭水化物（じゃがいも）＋炭水化物（砂糖・みりん）＋炭水化物（ご飯）」となり、炭水化物過剰な食事になる。

【欠点3】
肉は、じゃがいもをおいしくする「ダシ」として使われている程度で、量が少なく、じゃがいもがメインの料理になっている。

では、これらの欠点を補う「足し算食べ」で、肉じゃがを救いましょう！

目指すは肉とじゃがいもの「主客転倒」！
肉じゃがを作る際に、肉の量を増やし、じゃがいもよりも肉がメインに感じられる料理に変えるのです。まさに〝肉〟じゃがです。調味料にも気をつけ、砂糖は少なめにして玉ねぎで甘味を出し、油で炒めて、ダシを効かせて作るようにします。

自炊でなく惣菜の肉じゃがを買ってきたときも、そのまま食べるのではなく、ひと工夫します。買ってきた肉じゃがを鍋に入れ、さらに牛肉や鶏肉などのたっぷりの肉をプラスして温め直します。これで炭水化物のじゃがいもがメインの料理から、肉のたんぱく質がメインの料理に変わってくれます。
食べるとき、じゃがいもは後食べにしましょう。

081

しょうゆのズルイ使い方
上手な減塩テクニック・ベスト10

しょうゆと砂糖が調味料のメインになる「甘辛料理」は、糖分も塩分も過剰な味つけ。しかしもちろん、しょうゆも砂糖も上手に使えばＯＫです。しょうゆは、日本人が長年かけて生み出した、優れものの伝統発酵調味料です。

そこで、「しょうゆのズルイ使い方」を紹介します。どれもすぐに実践できるものばかりです。

テクニック① 香辛料として使う

煮物などでダシをしっかり効かせれば、しょうゆは香りづけの香辛料として仕上げに少量加えるだけで、その効果は十分。煮込むときに最初から加えると、しょうゆの香り物質が飛んでしまいます。**仕上げに加えると香ばしい香りが引き立ちます。**

減塩テクニックのひとつに、「香りのあるものを用いる」というのがあります。そういう意味で、減塩につながります。

テクニック② プッシュ式しょうゆ差しやスプレー式しょうゆ差しを使う

家庭の食卓の卓上やお店のテーブルなどにあるしょうゆ差し。最近はプッシュ式しょうゆ差しがあり、てっぺんの部分を押すと注ぎ口からほんの少量だけしょうゆが出てきます。回転寿司でいくらなどの軍艦巻きの上に直接しょうゆをつけたいとき、これを使えば少量のしょうゆしか出てきませんから、減塩になります。

スプレー式しょうゆ差しは、携帯の香水のように小さな瓶にスプレーがついているもので、ワンプッシュでしょうゆが霧になって料理の表面にコーティングされます。いずれも減塩に役立つしょうゆ差しです。

テクニック③ 煮物には最初からしょうゆなど塩分を加えない

煮魚や筑前煮など和風の煮物を作るとき、最初はダシで煮ておいて、最後のほうにしょうゆを入れます。すると、食材の中にダシのうま味が染み込み、表面に塩味がつき、しょうゆの香りも活きます。塩味は中まで染み込む必要はなく、表面につくだけで、十分おいしくいただけます。中まで塩分が染みないということは、塩分量が少ないということ。減塩に役立ちます。

テクニック④　ダシ割りしょうゆを作っておく

ダシで割ったしょうゆを作り、調理用や卓上のしょうゆ差しに入れておきます。減塩になりますが、あまり日持ちはしないので、早めに使い切りましょう。

テクニック⑤　甘辛い調味はやめる

砂糖やみりんを加えた料理は、しょうゆがたくさん欲しくなります。できるだけ、甘辛い調味から脱却し、塩やしょうゆだけの調味にします。

テクニック⑥　油で炒めて、中にしょうゆが染み込まないようにする

熱した油で炒め、食材の表面を固めると、後からしょうゆを加えても、中まで味が染み込みません。表面だけに塩分がつくので減塩になり、食材の中と外で味が違う、メリハリのある味つけが楽しめます。

テクニック⑦　生姜などの香辛料を活かす

ブリ大根などは、ダシで煮て、生姜をたっぷり加えます。生姜の鮮烈な味が食材に染み込みます。従来の甘辛味でなくても仕上げにしょうゆを加えるだけでおいしくなります。

テクニック⑧　少ない水で蒸し焼きにする

煮物を作る際、ひたひたにならない少ない水で煮ると、素材の味が逃げません。たっぷりの水で煮ると素材の味が逃げるので、しょうゆがいっぱい必要になるのです。中ぶた、落としぶたをして蒸し煮にすると、仕上げのしょうゆの量が少なくてもおいしくできあがります。

テクニック⑨　減塩しょうゆを使う

いつもと同じ量で使いたいときは減塩にします。少し多めに使っても、減塩できます。

テクニック⑩　空気が中に入らないパッケージのしょうゆを買う

パッケージの中に空気が入らないので、しょうゆが酸化せず鮮度が落ちないという新鮮さを謳ったしょうゆが売られています。これは長期間作りたてのしょうゆの色と味と香りが楽しめます。注ぎ口も小さいので、大量にしょうゆが出てくることがありません。

以上、減塩のための10のしょうゆテクニックを参考にしてください。

082

味噌は使い方次第!? 調理の最後に使う減塩テクニック

味噌は、塩やしょうゆよりもカロリーが高く、大豆を発酵させているのでたんぱく質量が多いという特徴があります。

味噌は味噌汁を作るときに使うことが一番多いでしょう。香り、風味のある調味料ですから、最初から味噌を入れて煮るのはNG。仕上げになってから味噌を溶き入れて、煮えばなで火を止めなければ、味噌のおいしさは活かせません。香りと風味が活きておいしい味噌汁になるので、減塩にもつながります。

病院で活用している減塩テクニックもご紹介します。

それは、**「減塩味噌」と普通の味噌を混ぜた「合わせ味噌」を作ることです。**

減塩味噌だけだと、正直おいしくないのですが、この合わせ味噌は半分は普通の味噌なのでおいしいのです。

先ほどの「味噌は仕上げに加えて煮えばなで火を止める」という鉄則は忘れずに。

さらに味噌を使った、ちょっと変わった料理アレンジ方法を紹介します。

まずは味噌入りポタージュスープ。仕上げに、塩ではなく味噌を加えて味をつけます。牛乳と味噌の風味が絶妙にマッチします。

次に、**サバなどの味噌煮。**そのままでは砂糖と味噌が大量に具材に染み込んでいるので、減塩という意味でも血糖値を抑えるという意味でも、オススメできる調理法ではありません。甘辛味がご飯を進ませます。味噌煮が食べたいという場合は、生姜をたっぷり効かしたり、煮込むのではなく仕上げに味噌を加えて表面に塩味をつける、減塩味噌を使ってみるのもいいですね。

食べるときは、砂糖の入っていない別のおかずから食べ始めるようにして、食後高血糖を防ぎましょう。

味噌のなかでも、中国の豆板醤のような辛い味噌は、最初から油で炒めて使うので、発酵調味料としての風味というよりは、辛みが活きた調理法です。麻婆豆腐などに使われていますが、塩辛さはあまり感じない、重層的な辛さがおいしい料理ですね。辛みをつけることはズルイ食べ方のテクニックのひとつです。

083

覚えておくと料理がワンランクアップする ダシの上手な使い方

食事の塩分がしっかりあると、ご飯をいっぱい食べたくなるのでダイエットに向きません。塩分の代わりとしても便利なのが「ダシ」です。**ダシを効かした汁物は、塩分を控えてもおいしくいただけます。**

最近は、ダシ専門店ができ、ちょっとした「ダシブーム」が起こっています。かつお節やあご（トビウオ）など天然ダシの材料をブレンドして粉末にし、ティーバッグに入れたものも売れ行きが好調のようで、いろんなメーカーから出ています。

従来のブイヨンキューブや顆粒ダシも、減塩タイプのものが増えています。「野菜ダシ」は、そのやさしい味わいがいろんな料理に利用しやすいということで、こちらも売れ行き好調だそうです。1回分の長さにカットした昆布が売られていますし、煮干しは水からゆでて沸騰したら10分ほど煮るだけなので、ダシの素を使わなくても簡単にダシがとれるようになってきました。

和風の汁物や茶碗蒸し、麺類のつゆ、煮物、鍋物などへの利用法のほか、スープやシチューなどの洋風料理に使ってもおいしくなります。昆布ダシのうま味の正体は「グルタミン酸」、かつお節は「イノシン酸」、干ししいたけは「グアニル酸」ですが、これらは単体で使うよりも複数を使って合わせると、「うま味の相乗作用」という現象が起こり、うま味が強くなるということが知られています。

最近流行の天然ダシ粉末のブレンドをティーバッグに入れた商品は、うま味の強さが人気の理由なのかもしれません。

減塩タイプのブイヨンキューブや顆粒ダシが増えてきたということは、従来のタイプには塩分が含まれているということです。料理の際は、そのことを踏まえて、味見をしながら塩分を付け加えましょう。

和風ダシ食材は前述のように昆布、かつお節、煮干しのほか、あごや干ししいたけがありますが、ほかにも、**貝類（うま味物質はコハク酸）や肉、骨、野菜などいろんな食材からも、煮出すとおいしいダシが出ます。**これらを上手に活かしておいしい料理、減塩料理を作りましょう。

084 間食はダイエットの味方！目安は1日200キロカロリーに

「間食をとったら太っちゃう」
「お腹が空いても、ここは我慢！」
これが従来のダイエット法でいわれてきたことでした。確かに我慢すれば、カロリーは抑えられます。しかし、**人間はロボットではないので、我慢を重ねていると、反動が起こってしまいます。それが「リバウンド」です。**

外で働いている人は、残業があったり、職場と自宅が離れていて帰宅時間がどうしても遅くなったりといった事情により、昼食と夕食の間隔が空いてしまうことがあるでしょう。家にいる人でも、家族の帰宅を待つなどのいろいろな事情で、夕食が遅くなることは多いと思います。

そういった場合に生じる空腹が過度になると、夕食の早食い・ドカ食いになることは、これまでも説明しました。対処策としては、油やたんぱく質などを食事で摂ることで、腹持ちが良くなり、空腹を抑えることができます。しかし、それだけでは空腹を抑えられないこともあります。

そんなときは昼食と夕食の間に間食を摂り、夕食の食べ過ぎを抑えましょう。

では、間食でどれくらいの量を食べれば良いのでしょう。

あくまで、夕食の食べ過ぎを抑えるための間食ですから、間食が食べ過ぎになっては元も子もありません。**私が提唱しているのは「1日200カロリー」を目安にすること。**このくらいの量なら、食事で調整しやすいからです。

スーパーやコンビニで売られている加工食品はカロリーが表示されています。それを参考にすることで、200キロカロリーに抑えることは容易です。

間食の目安に……200キロカロリーはこのくらい！

おにぎり	1個くらい
惣菜パン	半分〜3分の2くらい
ミックスサンドイッチ	2切れくらい
りんご	1個くらい
板チョコ（ミルク）	半分くらい
キウイフルーツ	大2個くらい
ピーナッツ	30粒くらい

085

間食には、毎日ひとつまみのナッツを

健康食として世界的に知られている「地中海式食事法」「地中海式ダイエット」。これは、イタリアや南フランス、スペイン、ギリシャなど、地中海地方で食べられている食事スタイルのことです。

一般に、地中海食は野菜が豊富で、牛肉や羊肉を避け、豚肉や鶏肉、魚に置き換えます。

魚介類を主菜の中心にし、油脂としてはバターではなく未精製で酸化していないオリーブオイルを用います。主食はパスタなどの穀類。チーズやヨーグルトなどの乳製品、緑黄色野菜、果物、豆、ナッツを食べます。この食事法は、肥満や糖尿病の予防になり、長寿にもつながるといいます。

脂質エネルギーは35％くらいとしており、日本で推奨されているのが20～30％ですから比べてみると油脂量が多いことがわかるでしょう。地中海食ではオリーブオイルをたくさん使うのです。油が多い食事が必ずしも太るということではありません。

　そこで、地中海式食事法によると、**ナッツ類は毎日ひとつまみ（20gくらい）食べることが勧められています。**

　ナッツ類は、良質の植物油をたっぷり含み、腹持ちが良いので、ダイエットにも最適な間食です。夕食までに小腹が空いたとき、なんだか口さびしいと思うときなどにオススメなのがナッツです。小分けにされたナッツをよく買ってきて、間食に食べています。

　ナッツもほかの間食と同じように、食べ過ぎには注意をしましょう。

　また、食事ならオリーブオイルを30～45gくらい追加します。

地中海食でオススメの間食

乳製品	ギリシャヨーグルト プロセスチーズ カマンベールチーズ
卵	ゆで卵
ナッツ類	アーモンド カシューナッツ ピーナッツ
フルーツ・野菜	キウイフルーツ りんご オレンジ アボカド ドライトマト

086

たくさんの種類がある チョコレートはセミビターを選べ！

チョコレート菓子といっても、その種類はさまざまです。

板チョコ（ソリッドチョコレート）、アーモンドやピーナッツ、ウエハースなどをコーティングしたもの、中に空洞を作りウイスキーやクリームを詰めたもの、中の空洞におもちゃを入れたもの、など。チョコレートフォンデュ、チョコレートファウンテン、チョコレートアイス、カカオマスを用いていないホワイトチョコレートもあります。

カカオマス自体は非常に苦いもので、市販の多くの砂糖を加えることで食べやすくしています。砂糖は炭水化物、糖質ですから腹持ちは悪いのですが、**腹持ちの良いココアバターなどの油脂も含んでいるので、おやつとして広く用いられているのです。**

チョコレートが大好きで、やめられないという人もいるでしょう。では、どうやったらズルイ食べ方ができるのか。

砂糖を控えてカカオマスに含まれるポリフェノールの抗酸化作用を強調したセミビター

チョコや、カカオマスに含まれるGABA（ギャバ：γ-アミノ酪酸）の興奮を抑え、リラックスをもたらす抗ストレス作用を強調した商品を選びましょう。これらはチョコレートの健康効果に注目した商品であり、いずれも甘さは控えめです。また、大豆や黒豆が入ったチョコレートは噛み応えがあっていいですね。

一方で、最も注意したいのがアーモンドチョコです。アーモンドは良質な油を含んでいますが、食べだしたら止まらず、気づいたら一箱食べきってしまっていた、ということはありませんか。

おいし過ぎるから止められない人は、アーモンドをコーティングしたチョコより、板チョコとアーモンドを一緒に食べたほうが、食べ過ぎを防ぐことができるかもしれません。

甘さを抑えた板チョコのほうが良いのですが、好みでないなら、無理にそちらを選ぶ必要はありません。ウエハースをコーティングしたチョコは、チョコレートに含まれる砂糖＋ウエハースの「炭水化物＋炭水化物」状態です。さらにサクサクと食べやすいので、つい食べ過ぎてしまいます。

チョコレートは小さいものを選ぶ、小袋に入った商品を選ぶなど、食べ過ぎないための工夫が必要ですね。

087

ヨーグルトを制すると ダイエットはもっと上手くいく!

食べるタイプのヨーグルトと飲むタイプのヨーグルト、どちらを選んでいますか?**私は食べるタイプのヨーグルトを選びます。さらにキウイフルーツなどの果物を入れて、時間をかけて食べています。**

飲むヨーグルトは水分が多いので、たんぱく質の量が少ないのです。せっかく食べるなら、栄養価が高いほうが良いですね。さまざまな機能を持ったヨーグルトが売られていますが、食べるタイプのヨーグルトの中では水分が減らしてあってたんぱく質が豊富な無糖のギリシャヨーグルトがオススメです。

そのまま食べても十分おいしい無糖のギリシャヨーグルトを食事の一品にするアレンジ方法をご紹介します。

用意するのはギリシャヨーグルトと絹ごし豆腐。これをほぼ半々の割合で混ぜ合わせ、レモン汁を足します。これでヨーグルト豆腐ソースの完成です。ブドウなどのフルーツやパプリカなどの野菜の上にかけて、さらにオーブントースターで焼いたまいたけをその上に散らします。

彩りも良く、栄養バランスも良い、腹持ちの良い一品です。赤パプリカを焼いて、このヨーグルトソースをかけるだけでもＯＫ。焼いた赤パプリカの自然な甘味とヨーグルトが非常にマッチしておいしくなります。

飲むヨーグルトが好きな人は、手作りヨーグルトドリンクはいかがですか。

無糖のギリシャヨーグルトと牛乳をベースに、キウイフルーツ、ナッツ、ココナッツオイルを入れてミキサーにかけて、スムージーにします。ざっくりカロリー計算をすると２５０キロカロリーくらいです。３００ccくらいのドロっとしたドリンクなので、時間をかけて飲めます。

飲んだ後に血糖値を測ってみると、消化に時間のかかる油を入れているせいかもしれませんが、なかなか上がらないし下がらない、お腹も空きませんでした。15時の間食の時間に飲んだのですが、22時くらいまでお腹が空きませんでした。

やはり、油とたんぱく質が入っていると、果物や乳糖の炭水化物があっても、腹持ちは良いのです。

088

アルコールを飲むときに気をつけるのは種類よりも一緒に食べるもの

「健康のため、ダイエットのためにはどのアルコールがいいの？」と聞かれることもありますが、太るか太らないかでお酒の種類を決める必要はありません。それよりも酒の席で気にすべきなのは、適量を超えて飲み過ぎないことと、早飲みしないことです。

そして、最も注意しなければいけないのが、**お酒と一緒に何を食べるかです。**

アルコールを飲むと、気分が高揚し、食欲が増して、つい食べ過ぎてしまいます。さすがにダイエット中はこれではいけません。

では、それを防ぐために何に気をつけるか、そして何を足すかを考えます。

まず、サラダや生野菜の盛り合わせなど塩気の少ないものを多めに選びましょう。肉じゃがなどの甘辛味のつまみは選ばないこと。お酒がどんどん進んでしまいます。刺身や焼鳥など、たんぱく質の摂れるものを選びましょう。天ぷらや唐揚げなど、油の摂れるものもＯＫです。雑炊やおにぎりなどの「シメ」の炭水化物は食べたければＯＫですが無理して食べないようにします。

また、酔っ払う前に、身体に良さそうなものを注文しておくと、飲み過ぎを防ぐことができます。

お酒を飲むときは何も食べなければ良い、と考えていたら、それは間違いです。私が血糖値の自己測定をして調べたところ、**何も食べないでアルコールを飲んだ場合より、食べながら飲んだ場合のほうが、血糖値の上昇は緩やかでした。**

お酒を飲むときに一番良いのは、一人で飲むのではなく、仲間たちと一緒に飲むことです。みんなと食事のペースを合わせなければいけませんから、早食いや大食いなどを防ぐことができます。楽しい会話が弾んで食べ続けるということはなくなり、箸が止まることも多いでしょう。

一人で飲む場合、注文する料理は単品料理ばかりになりがちですが、仲間と一緒だと、寄せ鍋などの鍋料理を注文することも増えるでしょう。野菜も魚介もたっぷりで、しかも薄味の料理ですから、ダイエット中の飲み会においては、最高の料理ともいえます。

089

飲み屋では突き出しに注意！砂糖を使っていない料理から食べる

飲み屋での食事で気をつけたい料理があります。それが「突き出し」です。最初の一杯とともに運ばれてきますよね。よく見かけるのが「もずく酢」です。なんとなく身体に良い料理な気がして、注文した料理が運ばれてくる前に食べているかと思いますが、実は**もずく酢には砂糖が使われていることが多くありますので、注意が必要です。**また、コース料理で最初に梅酒が出てくることがあります。これも大量の砂糖が使われていますから、血糖値の急上昇は避けられません。

まず口にしたいのは焼き野菜や野菜炒め、サラダなどです。砂糖が入っていない料理を選びましょう。最後のほうであれば、砂糖を使った料理を食べても構いませんから、突き出しや梅酒は後回しにして食べると良いでしょう。カルパッチョ、焼き魚や刺身、ステーキ、ローストビーフ、チーズの盛り合わせも先に食べる料理としてはオススメです。健康的だと思われている酢の物に注意しましょう。

おつまみに枝豆を注文することも多いと思いますが、炭水化物が多いので、最初に口にするのはオススメできません。また、飲み屋の枝豆にはまわりに塩がたくさんついていますから、そのまま口をつけて食べると、かなりの塩分を摂ってしまい、まるで枝豆でなく、塩を食べているようです。ですから、豆を皿などに出してから食べるようにしましょう。

コースで注文するよりも、単品で頼むと調整ができるので良いでしょう。

コースでどんどん出てくるのであれば、砂糖を使っているものは後回しにして、サラダや唐揚げなどから食べましょう。唐揚げのなかでも手羽先は食べるのに時間がかかるのでオススメです。

一方で、実はイタリアンレストランのコース料理は、最初にカルパッチョなどの前菜、サラダ、メインの肉・魚ときて、最後にピザやパスタが出てくるので、ズルイ食べ方には適しています。

「飲み屋では最初が勝負！」

初めに食べるものによって、血糖値の上昇や腹持ちの良さなどが変わってきます。

090 マヨネーズはカロリーハーフ？

マヨネーズが大好きという人がいます。私は腹持ちを良くするために料理にもっと油を使いましょうといってきましたが、飲むほどの使い過ぎは問題です。

マヨネーズに含まれる油が気になる人のためにあるのが、**カロリーが半分の「サラダクリーミードレッシング（マヨネーズとは名乗れない）」です（以下「カロリーハーフ」）。**使ったこと、あるでしょうか。

「朗報！」だと思われるのかもしれませんが、ちょっと待ってください。

まず、カロリーハーフの包装に書かれた表示を見ると、**マヨネーズには含まれないいろいろな原材料名が書かれています。**カロリーハーフは油や酢の量を減らしても乳化し、味を損なわないように、日本農林規格（JAS）が定めるマヨネーズの規格では使えないさまざまなものを添加しているのです。酢と油だけでは攪拌してもすぐに分離してしまいますが、マヨネーズは卵を加えることで乳化し、分離しなくなります。

油と卵を減らしたカロリーハーフは、乳化させるために増粘剤を使います。油と卵のコクとうま味が減った分、砂糖やたん白加水分解物が加えられ、食塩の量も増やして味を濃くしています。

カロリーハーフで特に問題なのは砂糖（もしくは水あめやはちみつ）と食塩の量が増えていることでしょう。大手でも全卵タイプのマヨネーズメーカーでは水あめと砂糖を使っていますが、トップシェアの卵黄タイプのメーカーでは使っていません。

カロリーが低くても、糖分が使われていると血糖値が急上昇します。同じような意味で、ノンオイルドレッシングは糖質が多過ぎるので、食後血糖値を上げることになります。

油の足し算はダイエット効果ありと繰り返し述べてきましたが、**摂り過ぎになっている方は、カロリーハーフよりも、マヨネーズ自体の使用量を適量まで控えることをオススメします。**

ちなみにマーガリンに含まれるトランス脂肪酸は、体内で分解される過程で、ビタミン、ミネラル、消化酵素が消費されます。継続的な過剰摂取は、動脈硬化や心筋梗塞などのリスクも高まるので、要注意を。

091

アメリカセレブが注目のヘルシースナッキング

アメリカのセレブたちの間で話題になっている「ヘルシースナッキング」をご存知ですか？ 「こまめに食べ物を食べることで、いつでも空腹になり過ぎないようにする」という習慣のことです。

この食習慣の提唱は、アメリカの若者たちにも広く支持されていて、間食用の食べ物として、たんぱく質の豊富なお菓子や、ギリシャヨーグルト、ナッツ、フルーツなどが選ばれているようです。どれも炭水化物や糖質は少なめ、たんぱく質や良質の脂質、食物繊維を中心とした食べ物です。

これらの食べ物を昼食と夕食の間の午後3時から4時頃に、200キロカロリーを目安に食べます。 すると、満腹感は夕食の時間まで持続するので、夕食時の早食いやドカ食いを招かないのだそうです。

たんぱく質は、私たちの身体の細胞や筋肉などを合成する重要な栄養素で、酵素やホルモンの材料としても利用されるほか、身体を守る免疫の働きを保つためにも欠かせません。

従来の間食は、粉菓子・スイーツ、つまり炭水化物、糖質を中心とする食べ物が多かったのですが、これからはたんぱく質を中心に、良質の脂質や食物繊維の摂れる食べ物を間食にとり入れる方向にシフトチェンジしてみてはいかがでしょうか。**「間食＝甘いもの」という既成概念を外してみるのです。**たんぱく質豊富な間食は腹持ちが良いので満腹感が持続され、夕食時まで空腹にさいなまれることがありません。

たとえば、**するめやミニカツサンド、ゆで卵、ヨーグルトやチーズ、キウイフルーツなどの果物やナッツ類も手軽に食べられるのでピッタリです。**ただし、200キロカロリーに抑えることをお忘れなく。ナッツ類は塩味の効いていないもののほうが、食べ過ぎを防ぐことができます。

加工食品の多くはパッケージにカロリーが表示されていますし、スマートフォンを使えば食品のカロリーがわかる時代です。

なお、糖質オフという意味ではありません。お饅頭にサヨナラということではありません。何事も極端はいけません。我慢もいけません。

092

食材でうま味を出せば減塩につながる

食事に塩気が多いと食べ過ぎになってしまうことがあります。つまり、ダイエットのためには、減塩テクニックも重要であるということです。

減塩テクニック1　うま味のある食材を使う

食材自体がおいしいものでなければいけません。おいしくないものをごまかすために、濃い味つけにするとなると、やはり塩分過剰になってしまいます。食材にうま味があれば、少量の塩分でもおいしくいただけます。

減塩テクニック2　ダシを効かす

ダシ素材を組み合わせることで「うま味の相乗作用」が生まれ、よりおいしくなります。ダシ用の食材だけでなく、具材にもうま味のあるものは多く、それらを煮ることでうま味が溶け出し、料理全体をおいしくしてくれます。

減塩テクニック３　ハーブやスパイスを効かす

塩やしょうゆなどの塩分だけが料理をおいしくするわけではありません。バジルやオレガノなどのハーブ、こしょうや山椒などの香辛料、ニンニクや生姜などの香味野菜、ゴマやクルミなどの香ばしい種実類などを上手に活かします。

減塩テクニック４　油を使う

油にはコクがあるため、少量の塩分でもおいしくいただけます。

減塩テクニック５　酸味を効かす

酸味も料理をおいしくしてくれます。酢や、ユズ、カボスなどの柑橘類を用いましょう。

減塩テクニック６　塩分を具材に浸透させない

長時間、塩味で煮込んで具材の中まで浸透させると、塩分摂取量が増えてしまいます。煮込み料理の最初はダシ汁で煮て、最後に塩やしょうゆを足し、具材の表面だけに塩分をまとわせます。

093

和食には違う国の料理を足し算する

和食はヘルシーなイメージがあるようです。確かに低カロリーで動物性脂肪の飽和脂肪酸が少ないという特徴はありますが、塩分が高いということは、以前から栄養学者たちが指摘し、警鐘を鳴らしていました。

私はそれだけでなく、**低カロリーでも糖分が多いことが血糖値の急上昇を招くことと、油分が少ないこと**、このふたつにより腹持ちが悪いことが和食の問題点であると考えています。

では、和食は食べないほうが良いのでしょうか。そんなことはありません。「和食は嫌いだけれどヘルシーだから我慢して食べる」という人がいたら無理して食べる必要はありませんが、昔から好んで食べているものを食べないで我慢するのは、ストレスになっていけないと思うのです。

和食を食べるときには、どんなズルイ食べ方（足し算食べ）をすると良いのでしょうか。

和食には別の国の料理を足すことで、リスクが低減されると考えています。

たとえば、甘辛の「カレイの煮つけ」に地中海料理の「ラタトゥイユ（夏野菜の煮込み）」を足し算してみてはいかがでしょう。ラタトゥイユは、オリーブオイルとニンニクでナスやパプリカ、ズッキーニなどの夏野菜を炒め、トマトとハーブ、ワインを加えて煮込んだ料理です。塩分が少なく、油が含まれている野菜料理を先に食べれば、カレイの煮つけの高糖分・高塩分のリスクを減らしてくれます。地中海料理が和食のマイナスを補ってくれるのです。

ひとつの料理の特徴を理解できれば、その料理と重ならない特徴を持った料理を足し算します。それぞれの料理が持つ欠点を補えるものを選択するといいですね。

これが足立流「足し算食べ」の基本であり、「和食に足すなら、違う国の料理を」というのは、そのための実践テクニックのひとつです。この方法を覚えておくと、毎日の献立を考えるときに役立ちます。

094 サバを食べるなら味噌煮ではなく塩焼きに

脂の乗ったおいしいサバ。どのように食べていますか？　味噌煮にしている人は多いのではないでしょうか。

味噌煮の作り方をおさらいしてみましょう。

鍋に水と酒、みりん、砂糖、味噌、薄切りの生姜を煮立て、熱湯をかけて霜降りにしたサバを入れます。落とし蓋をして煮込み、仕上げに千切りの生姜を乗せます。

調味料や生姜によってサバの臭みが消え、おいしくいただけます。しかし甘辛の濃い味で、糖分も塩分も多いというのが欠点です。**特に糖分によって血糖値が急上昇するというのが大きなリスク**です。

サバやイワシ、サンマなどの青魚には、ＤＨＡやＥＰＡなどの不飽和脂肪酸（油）が含まれています。

肉の脂の飽和脂肪酸の摂り過ぎが脳梗塞や心疾患などの血管系疾患を引き起こすといわれているのと逆に、それらの疾患の予防になるといわれています。ぜひ、積極的に摂っていただきたい食材です。

では、どのようにしたら良いのか。

サバは味噌煮にはせず、クッキングシートを使って塩焼きにしましょう。

塩を振ってしばらく置いてから焼くというのが、一般的ですが、塩を振ってすぐに焼いたほうが、塩がなかなかに浸透しなくて減塩になります。

さらに臭みが苦手な方は、焼いて皿に置いた上に生姜やミツバなどの薬味をたっぷり乗せると良いでしょう。酢を振ってもおいしいですね。薬味についてはＰ72・73で紹介しているので参考にしてください。

味噌煮を食べるなということではありません。その場合は、**ほかに砂糖を使っていない薄味の野菜料理を作り、先にそちらから食べ始めるなどの組み合わせの工夫で、リスクを回避すれば良いのです。**「食べない」ではなく、「足し算食べ」などの工夫をすることを忘れずに。

095

時間をかけるなら マナー良く、品良く食べる「セレブ食べ」を実践！

時間をかけるズルイ食べ方の方法として覚えておいていただきたいのが「セレブ食べ」です。まるでセレブのように品良く食べると、自ずとゆっくり食べることになり、食べ過ぎず、腹持ちも良くなります。

1. 茶碗に口をつけない

セレブ食べの基本はお行儀良く食べることです。茶碗を口元に持ってきてかき込むように食べるのは上品ではありませんよね。キレイな箸運びを意識しましょう。

2. 姿勢良く食べる

前かがみでのめり込むように食べるのは美しくありません。姿勢を正してお皿との距離を保ちます。箸でつかんだりスプーンに乗せたりする量は、こぼさないように少量にします。

3. 黙々食べはNG

スマホを見ながらただ黙々と食べるのはNG。食材の味や香りを味わいながら食べましょう。作ってくれた人への感謝も忘れずに。できれば、誰かと一緒に話しながら食べるといいですね。

4. とにかくキレイに食べる

食べるしぐさに気をつけて、キレイに食べましょう。唐揚げを大きいまま口に運んで噛み切るのはキレイじゃないですね。口に入るサイズに切ってから食べるようにしましょう。ステーキは最初からすべて切ってから食べるのは子どもの食べ方。食べながら切っていきます。

また、食べ終わったお皿がキレイになるように食べます。食べ物を残してはいけない、ということではありません。無理して食べる必要はないのですが、作ってくれた人への感謝を忘れず、お皿の端に寄せるなどの心遣いをしましょう。

外食であれば、最初から頼み過ぎず、少しずつ注文をするということも大切です。

096 豆乳を選ぶなら、牛乳で十分！

豆乳はヘルシーなイメージを多くの人が持っているでしょう。**イソフラボンが含まれていること、コレステロールがゼロであることと、植物性たんぱく質が動物性たんぱく質よりも健康に良いというイメージ**が、牛乳よりも豆乳のほうが健康に良いという印象を強くしているようです。

イソフラボンの骨粗鬆症予防効果が期待され、特定保健用食品（トクホ）でも、大豆イソフラボンについて「骨の健康に役立つ」という旨の表示が消費者庁より許可されています。

しかし、国立健康・栄養研究所のレポートによると、イソフラボンの骨に対する有効性に関するメタ分析によると、有効性の評価はまだ十分に定まっていないようです。

また、イソフラボンは腸内細菌によってエクオールという成分が産生される人でないとその効果は得られないのですが、**日本人においてエクオール産生者は約半分だそうです。**

以前は、血中コレステロール値の高い人はコレステロールの多い食品を食べるのを控えるように医師からの指示がありましたが、2015年より、厚生労働省は「日本人の食事摂取基準」におけるコレステロールの上限値を撤廃しました。これは、コレステロールを多く含む食品を食べても食べなくても、血中コレステロール値には影響がないことが明らかになったからです。**豆乳はコレステロールがゼロだとか、牛乳にコレステロールがあるとかは関係ないのです。**

これらを踏まえると、豆乳が牛乳よりヘルシーということはなく、豆乳のイソフラボンに期待するか（自分がエクオール産生者であれば）、牛乳のカルシウムに期待するかも考えながら判断してください。**牛乳より豆乳が優れている、ということではありません。**

097 友人との食事が食後高血糖を変える!?

時間をかけて食べるために噛み応えのあるものを食べたり、タイマーを横にセットして時間を見て食べたりする方法を紹介してきましたが、**友人と一緒に食事をすることも、時間をかけて食べるための重要な秘訣です。**

一人での食事は、ただひたすら食べることに集中するため、どうしてもあっという間に食べてしまいがちです。友人と一緒に楽しく会話を交わしながら食べていると、いつの間にか結構時間がかかっているものです。

これは食事時間を延ばすためのテクニックというより、食事を楽しく、おいしくする秘訣といえるでしょう。

炭水化物の後食べを守りながら、2時間くらいかけて食事をすれば、血糖値の上昇は緩やかになり、上がり過ぎません。食後高血糖への対策にはぴったりです。

098 そば湯は糖液と思え!

そばを食べに行くと、最後にそば湯が出てきます。これは昔からの日本の伝統的な食事法であり、食文化ですから一概に否定するわけにもいかないのですが、ダイエットの視点で見ると、きわめて良くありません。

そば湯は、麺の小麦粉とそば粉がゆで汁に溶け出した「糖液」と呼んでもいいくらいの飲み物です。そば湯にはそば粉からカリウムやビタミンB群、食物繊維、たんぱく質、でんぷんなど、身体に良い成分が溶け出ているそうです。特にルチンという水溶性成分が、血圧上昇を抑える効果や血液をサラサラにする効果があるというのです。しかし、国立健康・栄養研究所の調べによると、ルチンの安全性に問題はないものの、人に対する有効性は文献として見当たらないそうです。そば湯のルチンにそのような効果があっても、「糖液」としての悪影響のほうが大きいと考えています。

099
かぼちゃは野菜？ おかず？ いいえ、ご飯です

皆さんは、かぼちゃを「野菜」であり、「おかず」と捉えていますか？ 確かにかぼちゃは「緑黄色野菜」。しかし、**私は「ご飯」と捉えています。**

かぼちゃは、ベータカロテン、ビタミンC、ビタミンEが豊富で、食物繊維も含まれていますが、やはり炭水化物が豊富です。ですから、かぼちゃの煮物を食べながらご飯を一緒にいただくというのでは、「炭水化物＋炭水化物」に。かぼちゃの煮物の煮汁には砂糖が含まれていますから、**「炭水化物＋炭水化物」**です。

そこで、かぼちゃを「ご飯」と考えて、ほかのおかずと一緒にいただくのであれば、ビタミン豊富で食物繊維も含む、優秀な主食になるのではないでしょうか。

電子レンジで温めて、バターをひとかけら落として、「炭水化物の後食べ」の要領で食べれば、立派なご飯ではないでしょうか。

100
あっさり味のおでんもヘルシーと呼べない面がある

おでんはダシで野菜も食べられるヘルシー料理だと思われていますが、次のことに注意が必要です。

①練り物が多い

メインの具材「練り物」は、主原料の魚のほか、でんぷんも多く含まれています。さらに、練り上げるために結構な量の塩も。魚と塩だけで練られたものならばともかく、でんぷんが入っているので、血糖値が急上昇しやすく、腹持ちは良くありません。

②野菜のバラエティが少ない

おでんに必ず入っている野菜というと、実は大根くらい。食物繊維という意味ではこんにゃく、まれに里芋かじゃがいも、トマト、昆布巻き、ロールキャベツが入っている場合も。いずれにせよ、鍋物の中では野菜が非常に少ないのです。

ヘルシーという理由でおでんを選んでいるのだとしたら、それは誤解。むしろ寄せ鍋を選択したほうが、魚も野菜もたっぷりとれます。

STAFF

イラスト……………………………海道建太
装丁・本文デザイン………株式会社tobufune
DTP…………………………………有限会社中央制作社
構成…………………………………清原修志
校正…………………………………深澤晴彦
編集…………………………………野秋真紀子（ヴュー企画）
編集統括…………………………吉本光里（ワニブックス）

医師が信頼を寄せる栄養士の
糖質を味方にする
ズルイ食べ方
人生を守る「足し算食べ」BEST100

著者　足立香代子

2017年11月1日　初版発行
2018年 2 月1日　2 版発行
発行者　横内正昭
編集人　青柳有紀
発行所　株式会社ワニブックス
〒150-8482
東京都渋谷区恵比寿4-4-9　えびす大黒ビル
電話　03-5449-2711（代表）
03-5449-2716（編集部）
ワニブックスHP　http://www.wani.co.jp/
美人開花シリーズHP　http://www.bijin-kaika.com/
WANI BOOKOUT　http://www.wanibookout.com/
印刷所　株式会社 美松堂
製本所　ナショナル製本

ISBN 978-4-8470-9615-0